がんにも勝てる

長生きスープ

医師
佐藤典宏

主婦と生活社

はじめに

健康に長生きしたい。そのための食事法が、世の中に多く出回っています。栄養が十分にとれ、身体に負担がかからず、食事作りの手間も少なくて毎日継続できるものがいいですよね。

そこで、医師としておすすめなのが、

「スープ」です。

・煮ると野菜などのかさが減るので
生で食べるよりも多くの量や種類を食べられる。

・水に溶け出てしまう栄養素も
汁物なら余すことなくとることができる。

・スープは温め直せるため作り置きが可能なので
忙しい人でも続けやすい。

・病気の治療中などで食欲のない人でも
スープ状ならのどを通りやすい。

スープには、いいところがたくさんあるのです。

この本では「長生きスープ」として、みそ汁を含むスープのレシピを紹介しています。**健康効果**として期待できるのは、

腸内環境の改善
免疫力アップ
高血糖予防
生活習慣病の予防など。

どれも健康長寿に欠かせないものばかりですが、じつはもうひとつ、「長生きスープ」が得意としていることがあります。
それは、**「がんのリスクを下げること」**です。

いまは2人に1人ががんになる時代。日本人の死因第1位でもあります。**がんを防ぐことが健康長寿への一番の近道**とも言えます。

「これを食べるとがんが消える」という食材はありませんが、がんの予防に役立つ食べ物が、近年、少しずつわかってきました。人間やマウスの研究によって、さまざまな「抗がん作用」ともいうべき効果のある食材が、科学的に認められてきたのです。

また、がん患者さんの食事内容を詳しく調査した最新の研究では、どんなものを食べたかで、がんの治療効果や生存率が変わってくることもわかりました。

食事の質でがん患者の死亡率が変わる

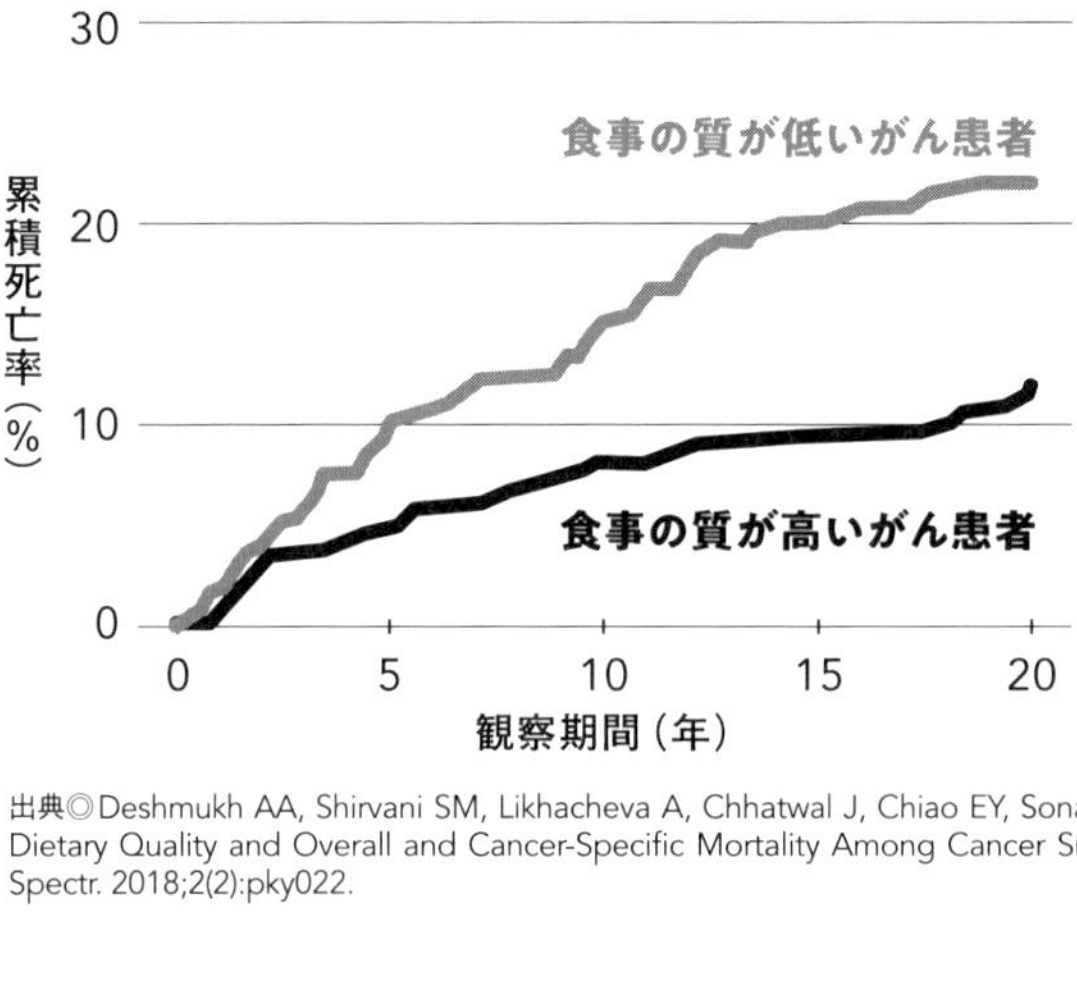

左は2018年に発表された1191人のがん患者を対象にした研究結果。下の線が質の高い食事をしたがん患者のグループで、上の線が質の低い食事をしたがん患者のグループ。線が上にいくほど死亡率が高いことを示していて、20年近い長期間でみると食事の違いによって死亡率に2倍近い差が出ることがわかった貴重なデータ。

出典◎Deshmukh AA, Shirvani SM, Likhacheva A, Chhatwal J, Chiao EY, Sonawane K. The Association Between Dietary Quality and Overall and Cancer-Specific Mortality Among Cancer Survivors, NHANES III. JNCI Cancer Spectr. 2018;2(2):pky022.

何を食べるかということは、がんの予防にも、がんになったあとの寿命にも関係しているということです。

実際、私の患者さんのなかにも、この本で紹介しているような食事法を日々実践し、がんの進行を抑えて元気に長生きをしている女性がいます。

佐藤先生の患者さんの闘病年表

2015年（74歳）	ステージ3の膵臓がん宣告。手術で膵臓を半分以上摘出
2017年（76歳）	膵臓がん再発。抗がん剤開始するも副作用に悩まされる
2018年（77歳）	抗がん剤を中断　毎朝の具だくさんみそ汁スタート！
2023年（82歳）	現在までがんの進行なし

8年前に膵臓《すいぞう》がんが判明して手術をし、その後、**2年ほどたって残念ながら再発したのですが、経過観察してもずっと大きくならないまま、他の病気にかかることなく、82歳の現在も元気に過ごしています。**

もちろん、食事だけが元気な理由ではないですが、毎日の食習慣がいい方向に影響していることは間違いないと思います。

この本では、まず、がんに効果のある10種類の食材を厳選しました。
そして、それらの食材を2種類以上使ったスープとみそ汁のレシピを68種、紹介しています。

10種類の食材はどれもスーパーで手に入る身近なものばかり。

病気を遠ざけるのに、特別な食材は必要ないのです。

68のレシピがあれば、飽きずに楽しめると思います。

経済的にも手間的にも、食の楽しみという意味でも、「毎日続けられる」がなによりの健康法なのです。

毎日1杯飲み続ければ、がんのリスクが下がり、健康長寿に近づく理想的なスープだと思います。

食事は日々のことであり、長いスパンで見ればその差は確実です。

将来のがんリスクを少しでも減らしたい人、健康を維持して長生きしたい人は、１日１杯、ぜひ継続してとり入れてみてください。

「長生きスープ」３つのポイント

①おすすめの「抗がん食材」が２種類以上入った汁物を

②食事の最初に食べて

③１日１杯を目安に継続！

次のページでは、「長生きスープ」の健康効果を詳しくご紹介します。

がんにも勝てる長生きスープの健康効果はこれだ！

抗酸化作用でがん細胞の増殖を抑える！

野菜やきのこ類に含まれる抗酸化物質は、遺伝子が傷ついた細胞を消し去ったりしてがん細胞の増殖を抑えることで、がんを防ぐ効果があります。

抗炎症作用で細胞のがん化を防ぐ！

青魚に含まれるオメガ3脂肪酸や、にんにくに含まれる硫化アリルなどには、細胞のがん化を引き起こす炎症反応を抑える働きがあります。

がん細胞の栄養を絶つ！

私たちには血管を作り出す血管新生という働きがあり、がん細胞はそれを利用して栄養を集めて増殖します。大豆のイソフラボンなどには、がんの血管新生を邪魔する効果があります。

高血糖を予防して最後まで元気に暮らす！

スープを食事の最初に食べることで血糖値の上昇をゆるやかにして糖尿病を防ぎます。糖尿病はがんだけでなく、認知症などのリスクも高めるので、元気に長生きするには高血糖予防も重要です。

免疫力アップで病気を寄せつけない身体に！

きのこなどに含まれる成分は、免疫力を高めてくれます。がんや感染症をはじめとするさまざまな病気から身体を守ってくれる免疫力の向上は、健康長寿に欠かせません。

万病の元凶である生活習慣病を予防！

生活習慣病は命を奪う多くの病気の元凶。脂ののった魚に含まれるオメガ3脂肪酸がコレステロール値を改善するなど、生活習慣病の予防につながります。

腸内環境改善で健康寿命を延ばせ！

野菜などに含まれている食物繊維は、腸内環境を改善させます。腸内環境がいい人は、がんの免疫療法の薬が効きやすく、また、肥満予防など多くの健康効果があります。

がんにも勝てる長生きスープ CONTENTS

簡単！

注ぐだけスープ

厳選！

具材2種スープ

がんにも勝てる長生きスープ **CONTENTS**

満足!

おかずスープ

冷凍OK! とろうまポタージュ

第3章 がんに負けない食事術

がんにも勝てる長生きスープ **CONTENTS**

第1章

がんリスクを減らす「抗がん食材」10

最新の研究で判明した、
がんや健康長寿に効果のある
食材をご紹介します。
具体的にどんな効果が認められているのかも
詳しく説明していますので
ぜひ、献立の参考にしてください。

がん専門医が考案した「がんリスクを確実に下げる食事」

私は患者さんに新しい情報をお伝えできるように、また、ブログやユーチューブで役立つ情報を発信するために、世界じゅうで発表される最新のがんに関する研究をほぼ毎日、インターネットでチェックしています。

世界では、がんに関するいろいろな研究が行われていて、**特に近年では、食事とがんに関する研究が盛んです。そのため、がんの予防に役立つ食材が複数わかってきました。**

例えば、次のようなものです。

・抗酸化作用のある「アブラナ科の野菜」
・抗炎症作用のある「脂ののった魚」

・血管新生阻害作用のある「大豆」や「にんにく」
・抗腫瘍作用のある「ヌルヌルの海藻類」

がんを一気に消してくれる夢のような食材はありませんが、がんに対して、さまざまな角度から効果を発揮する食材があるのです。**それらの食材をバランスよく毎日の献立に取り入れると、がんのリスクが低下することは間違いありません。**

次のページから、抗がん作用が認められた10種の厳選食材を紹介していきますので、ぜひ、意識して食生活に取り入れてみてください。

ただし、がんのリスクを下げるために食べたほうがいい食材があれば、逆に、がんのリスクを上げてしまうので控えたほうがいい食材もあります。また、スープやみそ汁だけではなく、ご飯などの主食やメインおかずの食べ方、さらには食べる時間などにもポイントがあります。

それらについては第3章で紹介していますので、あわせて実践していただければと思います。

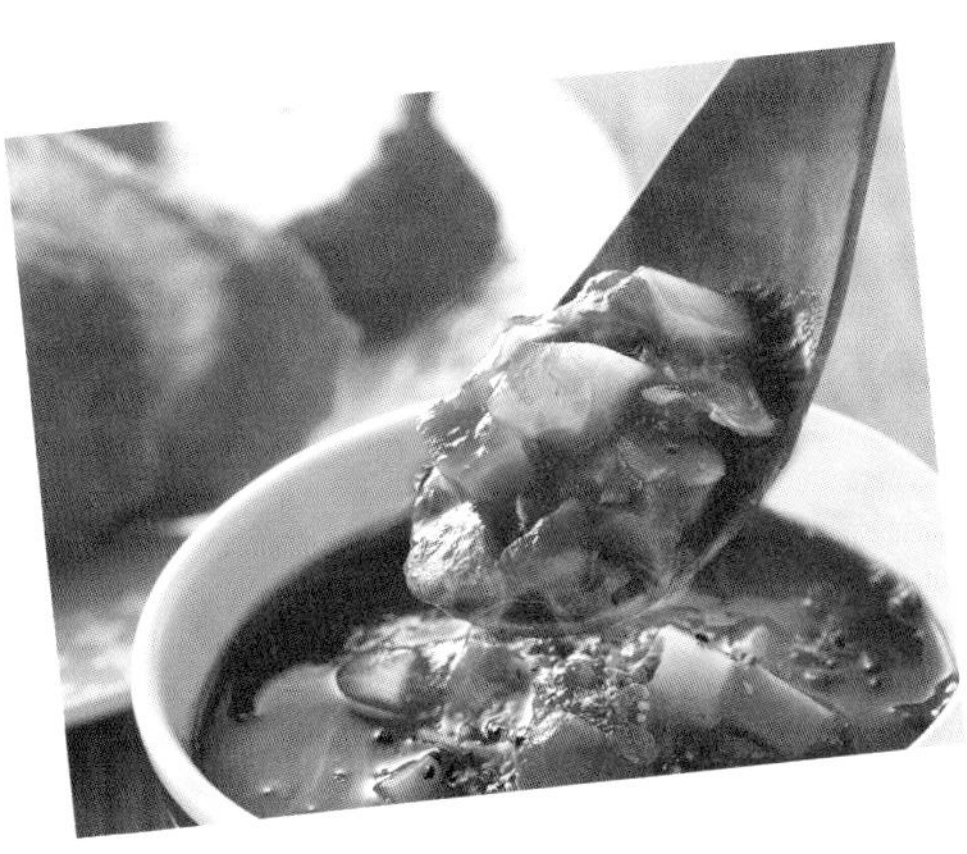

抗がん食材 01

キャベツは抗がん野菜No.1！

アブラナ科の野菜にはスルフォラファンがたっぷり

キャベツや芽キャベツといったアブラナ科の野菜には、植物が有害なものから身を守るために作り出すファイトケミカルが豊富に含まれます。その一種であるスルフォラファンには強力な抗酸化作用があり、がんの増殖や転移を抑える働きがあります。

9万人の日本人を対象とした研究で、アブラナ科の野菜を最も多く食べたグループの男性は、最も少ないグループより、がんの死亡リスクが16％低く、全疾患の死亡率も男性で14％、女性で11％低下しました。

一年じゅうスーパーに並んでいて安価で調理もしやすいキャベツは最も身近な抗がん食材だと言えます。

旬はいつ？

1年じゅう出まわっていますが、春キャベツは3～5月ごろ、冬キャベツは1～3月ごろが特に旬です。

選ぶときのコツは？

春キャベツは鮮やかな緑色で、巻きのゆるいものを。冬キャベツは巻きが詰まっていて、重いものがおすすめ。

保存方法は？

包丁で芯をくりぬき、湿らせたキッチンペーパーをつめてポリ袋に入れ、冷蔵庫で保存。2～3週間もちます。

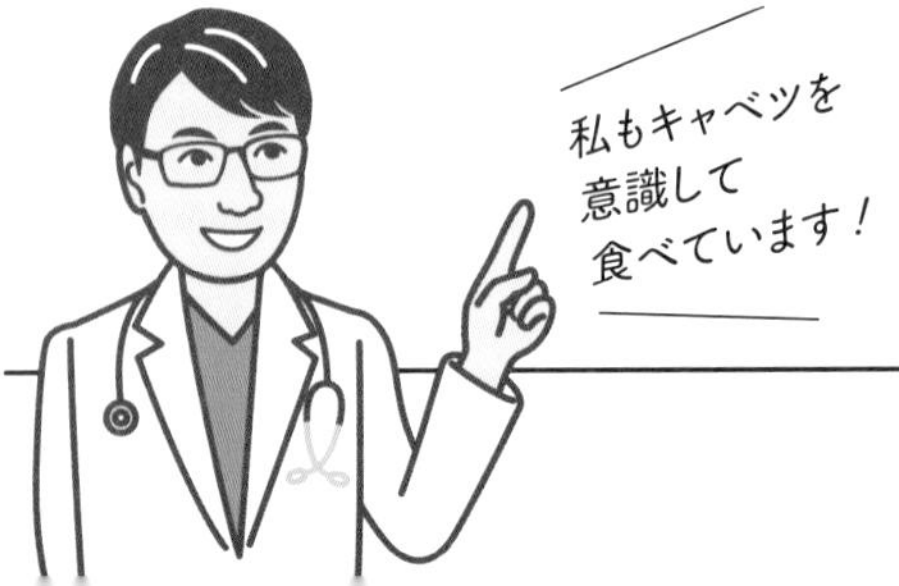

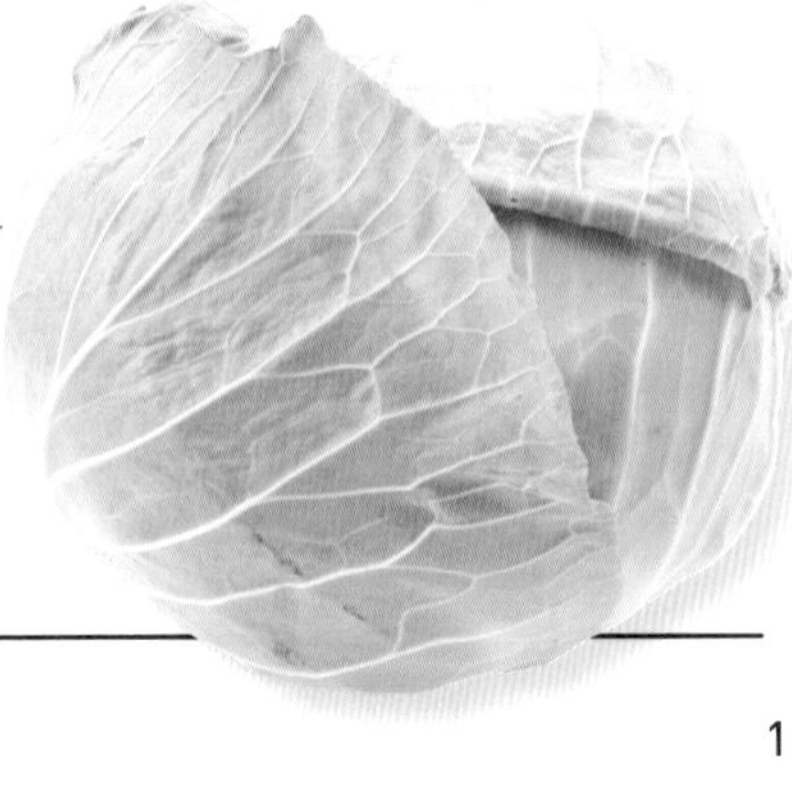

抗がん食材 02

ブロッコリーで がん細胞の増殖をブロック!

強力な抗酸化作用で 肺がんや乳がんを予防

ブロッコリーは強い抗酸化作用を持つアブラナ科の野菜。特にブロッコリーの芽であるブロッコリースプラウトは、100gあたり1000~2000㎎という断トツのスルフォラファンを含んでおり、最強の抗がん野菜として注目を集めています。

タバコを吸わない男性を対象とした研究では、アブラナ科野菜の摂取量が多い人ほど肺がんになりにくいという結果や、閉経前の女性はアブラナ科の摂取量が多いほど乳がんになりにくいという報告もあります。

スーパーで売っている小房にわかれた冷凍ブロッコリーを常備しておくのもおすすめです。

旬はいつ?

通年出まわっていますが、11~3月ごろが旬です。ブロッコリースプラウトは工場生産のため旬の時期はありません。

選ぶときのコツは?

ブロッコリーは全体的に緑色が濃く、蕾が密集していて硬く引き締まっているものがおすすめです。

保存方法は?

低温保存が最大のコツ。キッチンペーパーなどで包んでポリ袋などに入れて、必ず冷蔵庫に入れて保存してください。

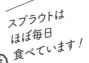

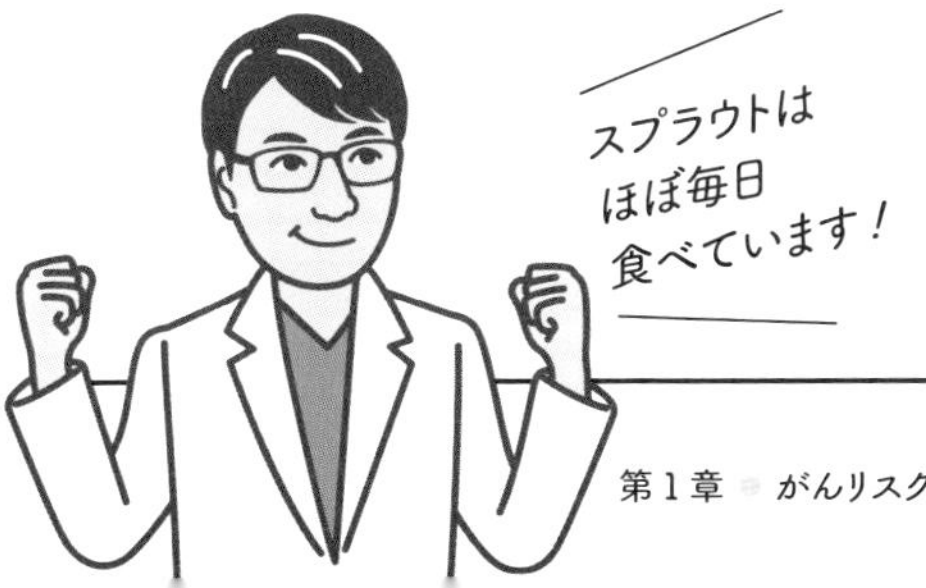

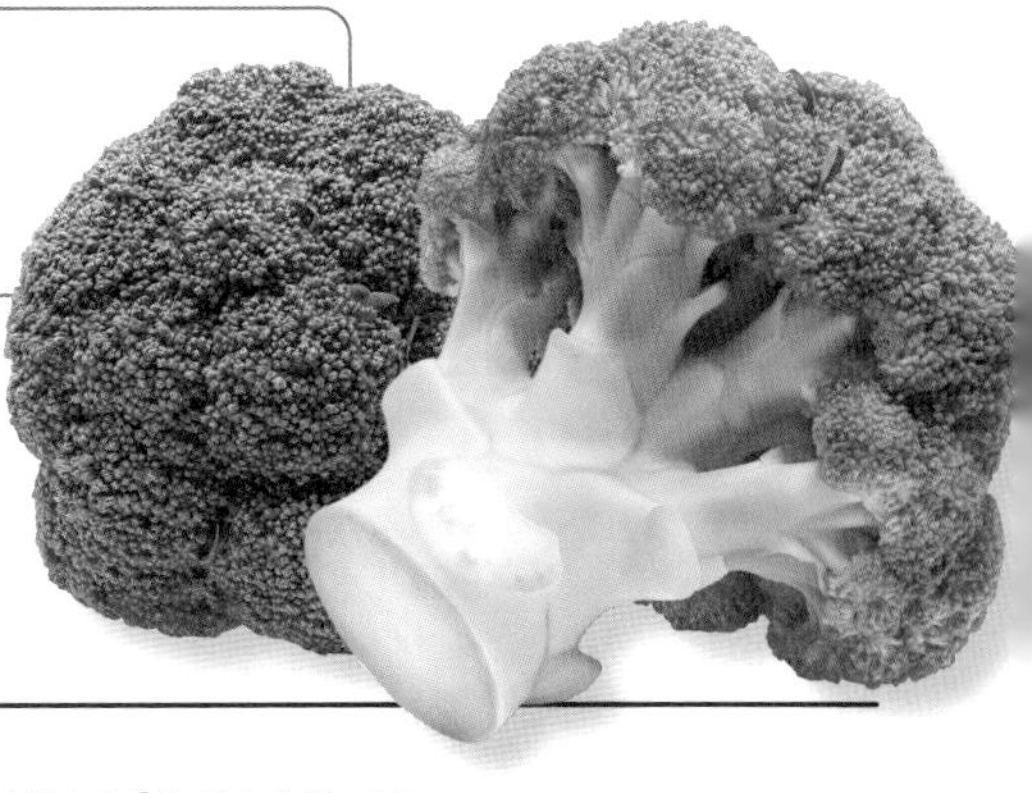

抗がん食材

03

玉ねぎには抗腫瘍効果あり！

がんや生活習慣病に効果があるケルセチンが豊富

玉ねぎをはじめとしたアリウム属の野菜は、抗がん作用抜群。ファイトケミカルの一種で、強力な抗酸化作用を持つケルセチンが豊富で、がんのほか、動脈硬化の予防、血糖値やコレステロール値の低下が期待できます。

また、ケルセチンを与えたマウスを使った膵臓がんの実験では、がん細胞の増殖が抑えられました。

さらに別の実験では、玉ねぎのオニオンA（ONA）という成分が卵巣がんに対して抗腫瘍効果を示したりと、いろいろなタイプのがんに効果が認められています。

旬はいつ？

1年じゅう出まわっていますが、新たまねぎは3～4月ごろに出荷されます。

選ぶときのコツは？

玉ねぎは先端部分が傷みやすいので、先端がしっかりと締まっているものを選びましょう。

保存方法は？

ネットなどに入れて涼しく風通しのいい場所に吊るしておくのがベストです。新たまは傷みやすいので野菜室に。

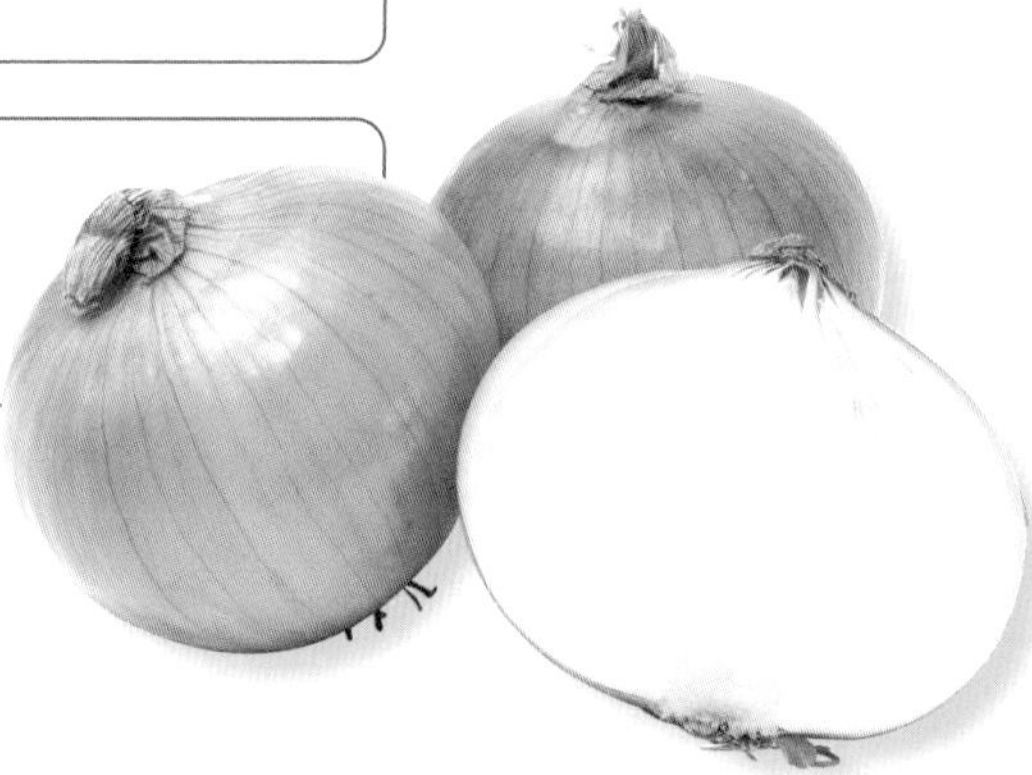

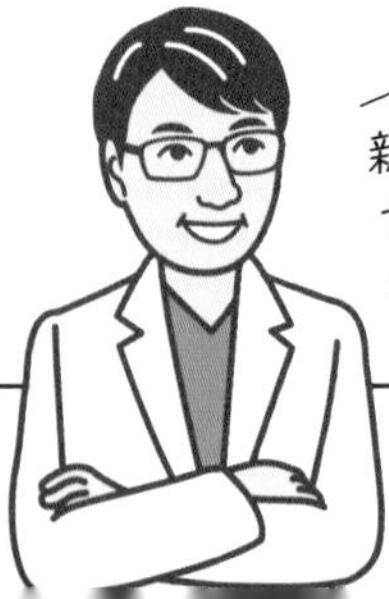

抗がん食材 04

にんにくの成分でがんをダブル抑制！

胃や大腸のがんに特におすすめ

アリウム属の野菜を代表するにんにくには、抗酸化作用と抗炎症作用のある成分が豊富。中国の比較試験では、にんにくのサプリメントで胃がんによる死亡リスクが34％低下し、大腸がんとにんにくの複数の研究をまとめた分析でも、にんにくを多く摂取する人は大腸がんのリスクが25％減っていました。胃がんや大腸がんなど消化管のがんに特に有効のようです。

アメリカ国立がん研究所が「がん予防に効果のある食品」として発表した食品群のトップに位置する最強の抗がん食材。少しずつでもぜひ日々の食事に取り入れてください。

旬はいつ？

6～8月ごろが収穫の時期ですが、ほどよく乾燥させたものが1年じゅう手に入ります。

選ぶときのコツは？

粒が大きくて硬いものがおすすめ。芽が出ているものや皮が茶色に変色しているものは避けましょう。

保存方法は？

風通しのいい場所で保存すれば数か月もちます。湿気に弱いので、冷蔵庫に入れるのはNG。

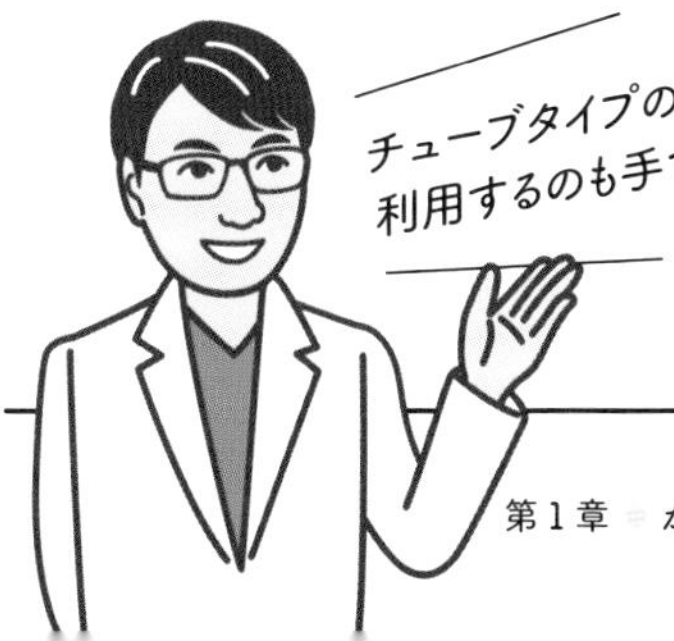
チューブタイプの商品を
利用するのも手ですね

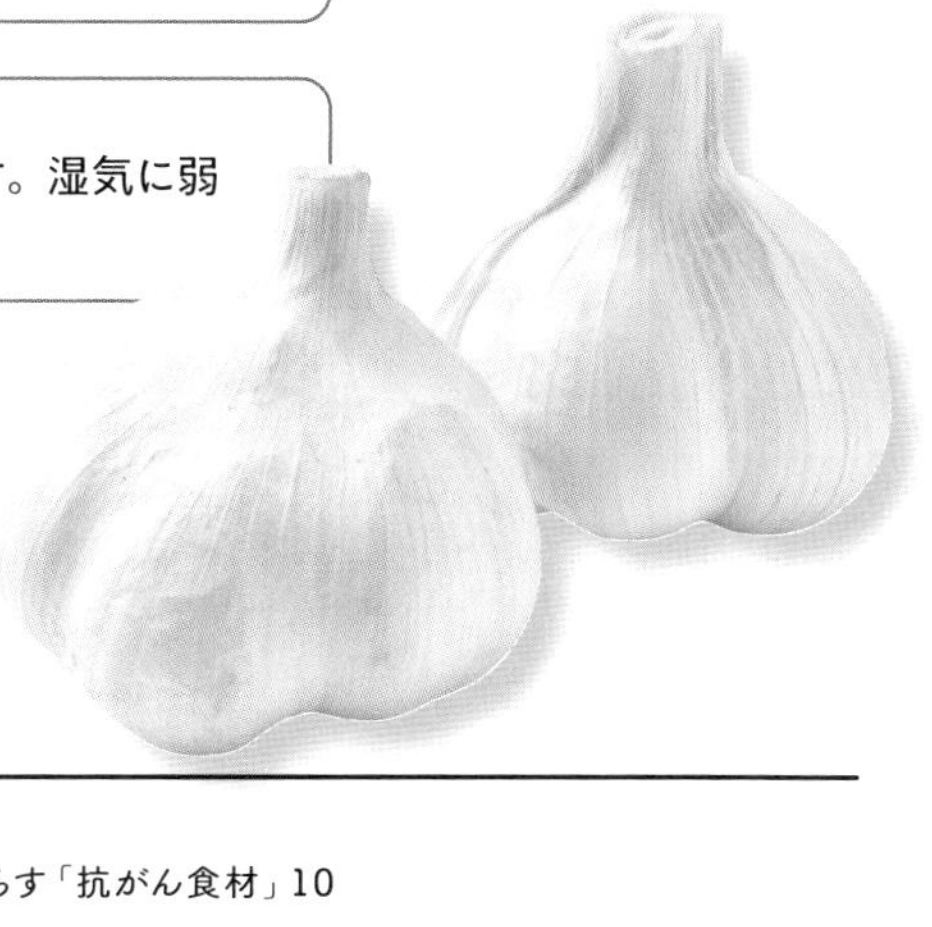

抗がん食材 05

大豆で腸内環境を改善！

がん細胞の成長を阻害する作用あり

大豆に含まれるイソフラボンには、女性の骨を丈夫にするなどの健康効果に加え、がん予防の効果もあります。がん細胞は、血管を作り出す血管新生という働きを活性化させて成長しますが、イソフラボンの一種であるゲニステインは、血管新生を邪魔します。

大豆とがんの死亡リスクに関する複数の研究を解析した論文では、胃がん、大腸がん、卵巣がんの死亡リスクが50％前後低下しました。

みそや納豆などの発酵大豆食品は、善玉菌が豊富で、腸内環境を整えて免疫力を高める働きもありますので、がん予防のためにも健康長寿のためにもおすすめです。

旬はいつ？

大豆の収穫時期は10月ごろですが、納豆や豆腐などの大豆加工品は1年じゅうあります。

選ぶときのコツは？

加工していない大豆なら、水で煮たものや蒸したものがスーパーで売られているので、それが手軽です。

保存方法は？

乾燥大豆の場合は射日光を避けて、湿気がないところで保存。加工食品は表示にしたがってください。

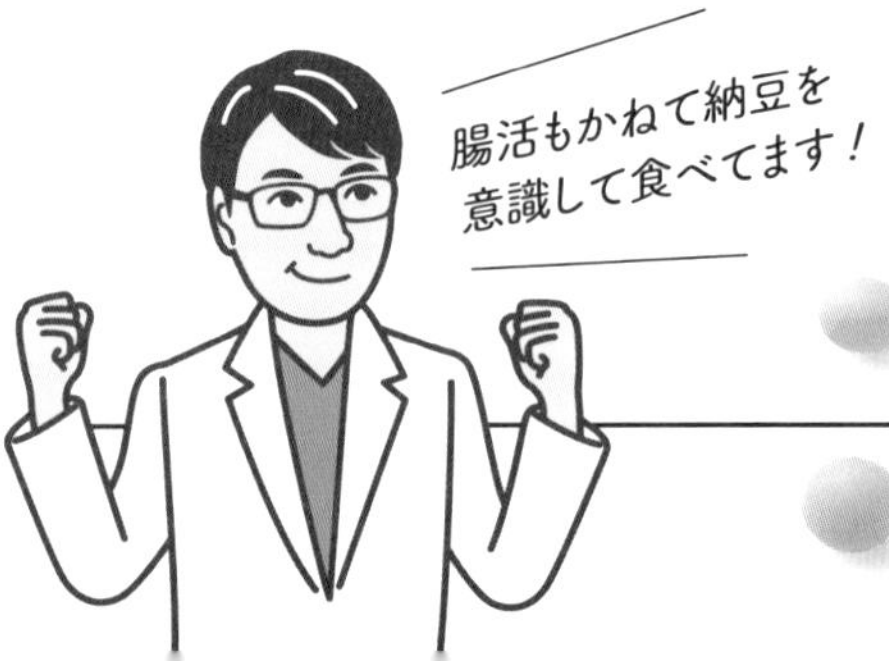

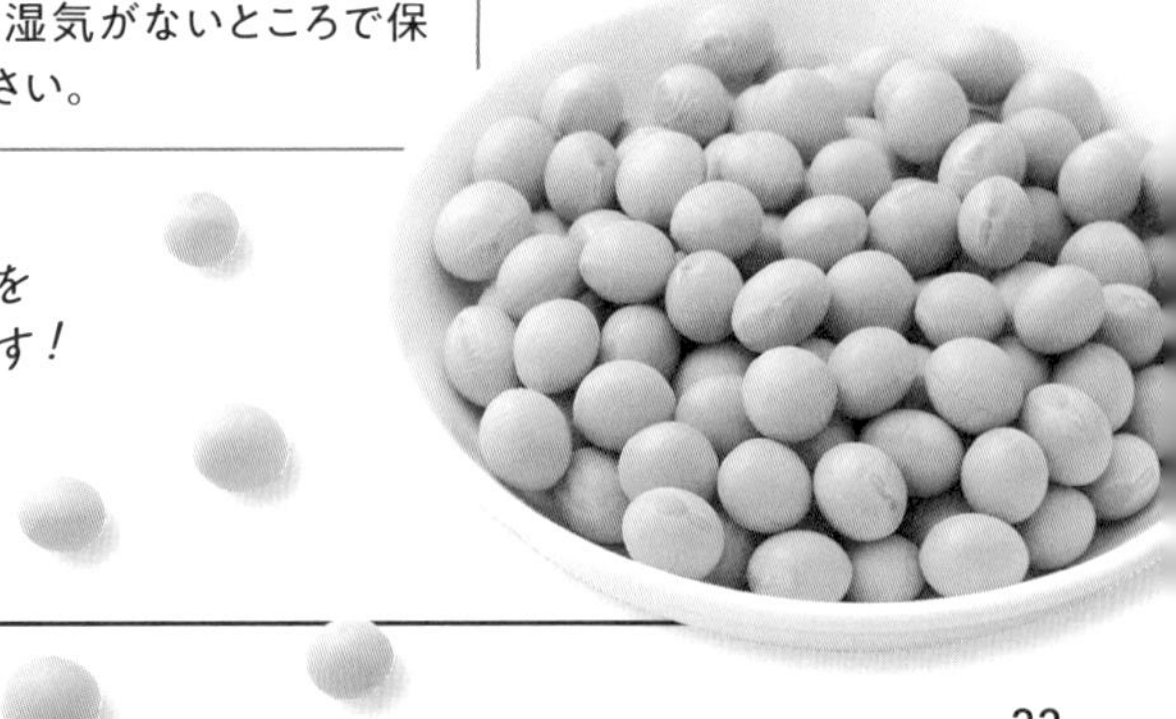

抗がん食材 06

きのこでがん予防と長寿を叶える！

免疫力を高める βグルカンの作用に期待

きのこ類に含まれるβグルカンという食物繊維は、免疫力を高める働きがあり、がんなどさまざまな病気の予防に効果的です。

きのこの摂取量とがんの発症率についての複数の研究で、最もきのこを多く食べていたグループはリスクが34%低下していました。きのこを食べるほどがんのリスクが下がり、特に胃がんや乳がんの予防に効果的です。

なお、きのこ類の特定の成分を含むサプリメントが「がんに効く」という証拠はないため、きのこそのものを食べましょう。

旬はいつ？

きのことといえば秋の味覚の代表ですが、実際は工場で栽培されているものも多いので1年じゅう出まわっています。

選ぶときのコツは？

全般的に、傘があまり開いていないものや、軸がしっかりしているものを選びましょう。

保存方法は？

ペーパーで包んで袋に入れて冷蔵庫で保存を。
3～4日以上の場合は冷凍保存がおすすめです。

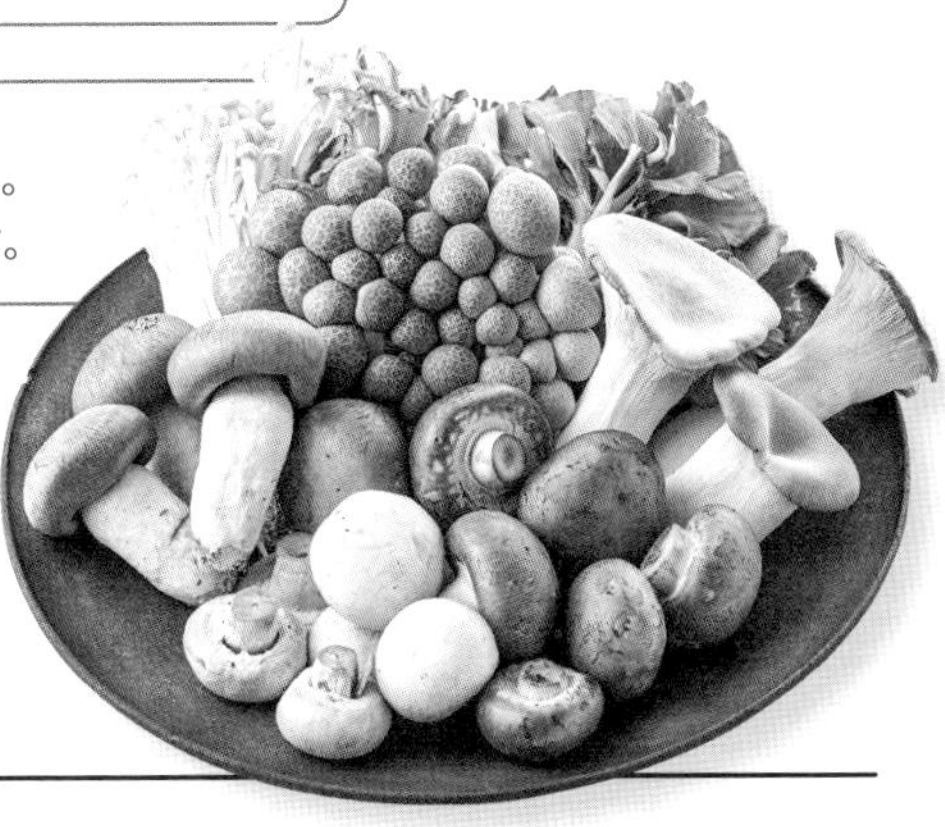

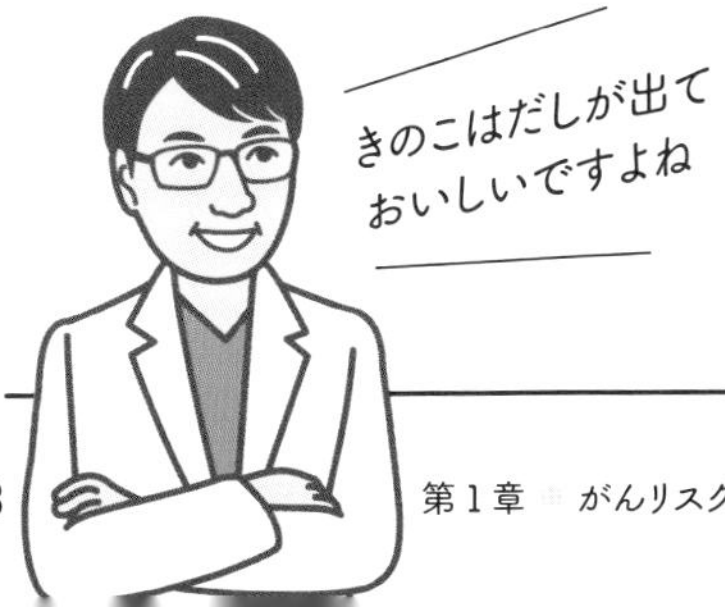

抗がん食材

07

脂ののった魚で生活習慣病のリスク減！

オメガ3脂肪酸の抗炎症作用ががんに効果あり

さば、いわしなどの脂ののった魚には、身体にいい脂質であるオメガ3脂肪酸が豊富です。オメガ3脂肪酸は、体内の炎症を抑える働きがあり、がんや脂質異常症などの生活習慣病のリスク低下に効果的。

魚の摂取とがんの関係についての研究では、オメガ3脂肪酸の摂取量が最も多い人は、最も少ない人に比べて乳がんのリスクが14％減少、肺がんが21％減少、膵臓がんでは30％減少したという結果も。

オメガ3脂肪酸は青魚を中心に、まぐろのトロなど、脂ののった魚に多く含まれています。さばやいわし、カラフトマスの缶詰にも多いので、手軽に摂取可能です。

旬はいつ？

さばやさんまなどは秋が旬ですが、ぶりやまぐろのトロなどは、年中手に入ります。

選ぶときのコツは？

脂は酸化しやすいので鮮度のいいものが一番です。缶詰は酸化せずに長期保存できるので便利です。

保存方法は？

缶詰を開封して余った場合は、必ず別の容器に入れ替えて冷蔵庫で保存。2～3日以内に食べてください。

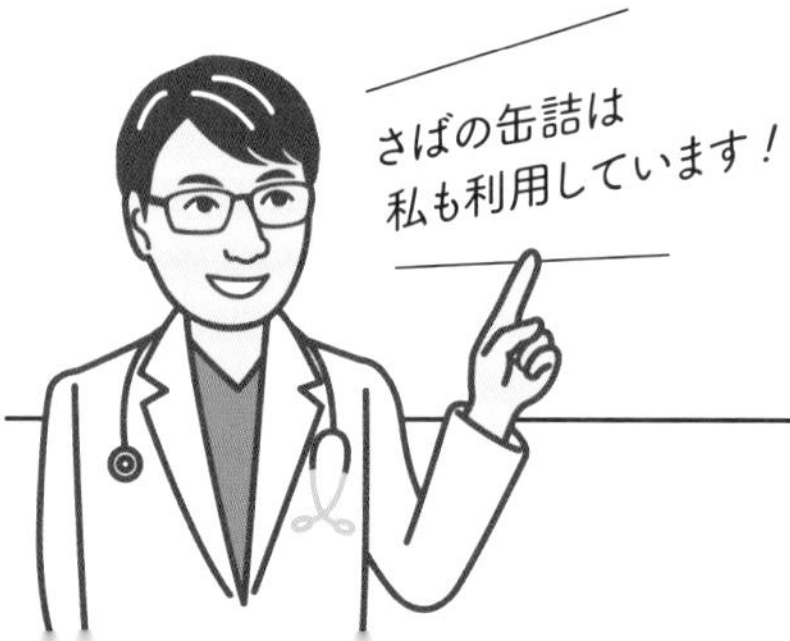

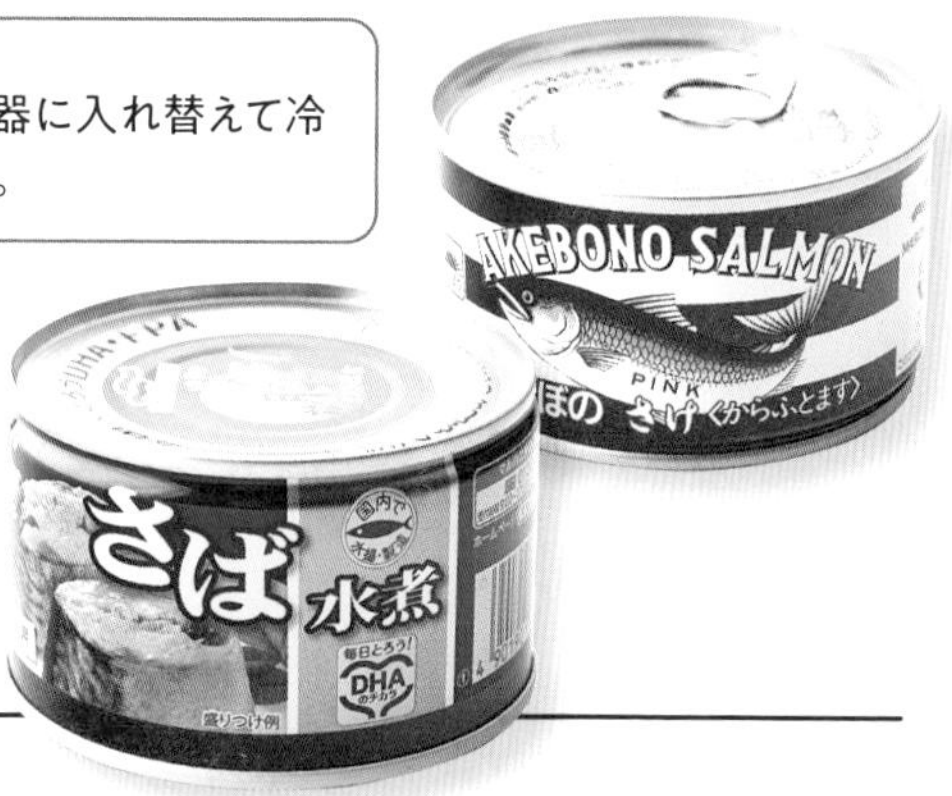

抗がん食材

08

海藻でがん治療を強力にサポート！

多彩な能力を持つ ぬめり成分フコイダン

昆布やわかめ、めかぶなど、ぬめりのある海藻類に含まれるフコイダン。コレステロールや血圧を下げるのに加え、がん細胞が増えるのを抑える抗腫瘍効果や、がんの成長に関わる血管新生を阻害。さらにがんと戦う免疫細胞の活性を高め、がんに伴う疲労感を軽くして抗がん剤治療で起こる筋肉の萎縮を改善する働きもあります。抗がん剤など治療薬の効果を高める作用も認められています。

実際に人における研究でもフコイダンの摂取で、がんと戦うナチュラルキラー細胞の活性が上昇する傾向が見られました。

旬はいつ？

わかめの旬は春ですが、乾燥させたものや塩蔵の商品が1年じゅう売られています。

選ぶときのコツは？

生の海藻は色が濃いものがおすすめ。塩蔵商品はしっかり塩抜きするようにしてください。

保存方法は？

塩蔵わかめは、購入時の容器のままか、ジッパー付き保存袋に入れて冷蔵庫にて保存。

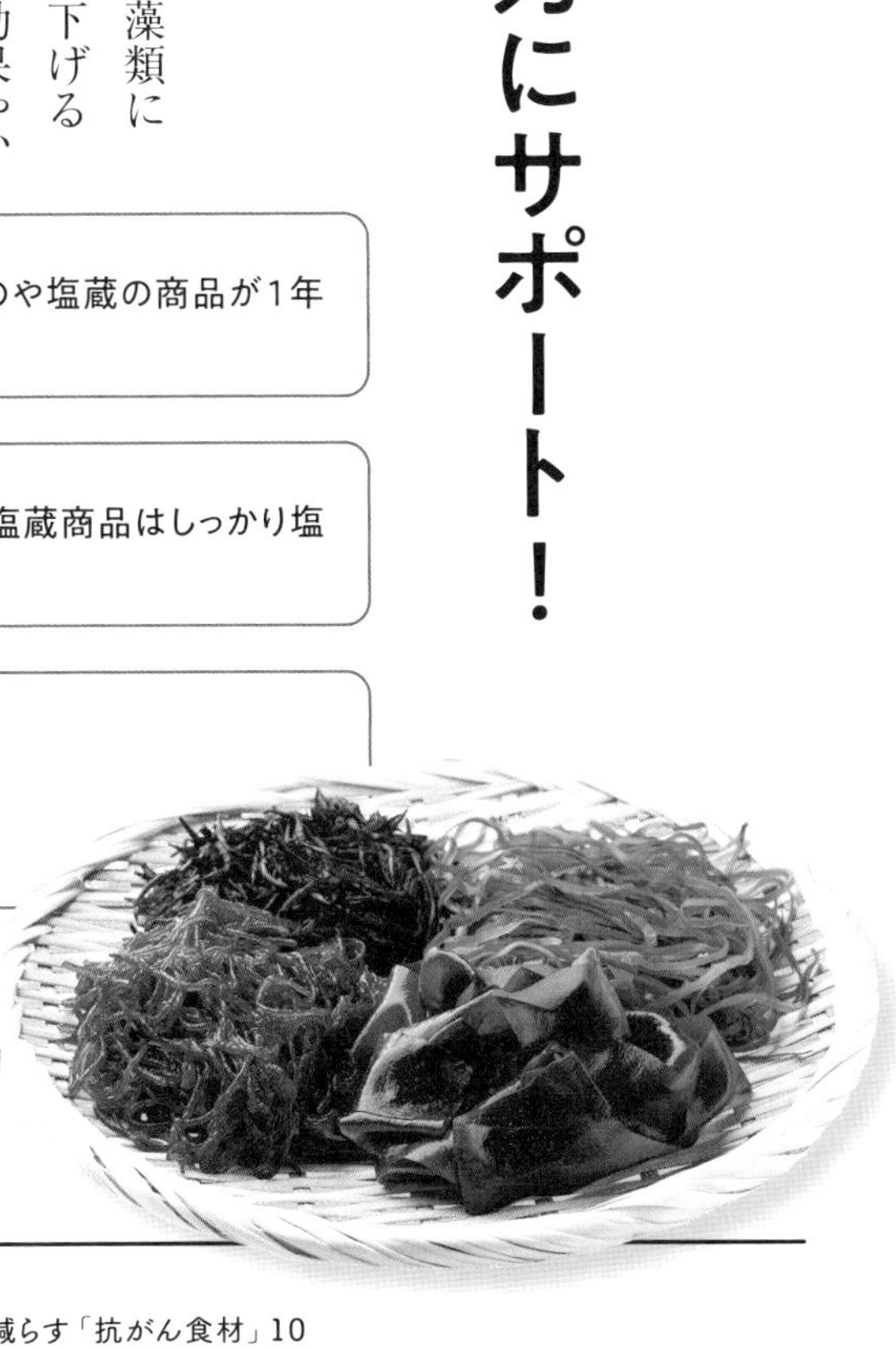

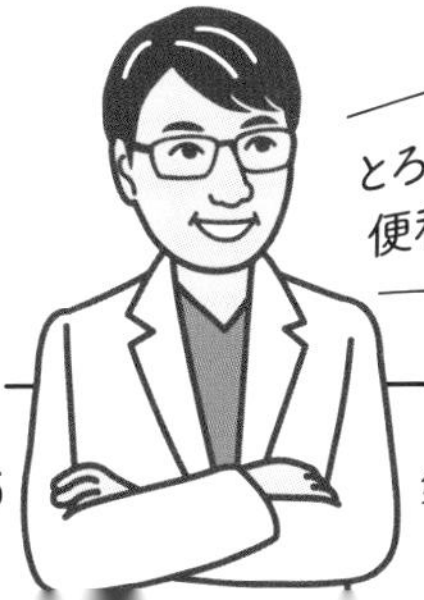

抗がん食材

09

トマトで健康長寿を目指せ！

カロテノイドでがん&脳卒中を予防

トマトに含まれるカロテノイドの一種、リコピンには強力な抗酸化作用があり、老化防止やコレステロール低下に働きかけて生活習慣病を予防します。海外の研究では血液中のリコピン濃度が高い人は、脳卒中のリスクが50％以上低下したとのこと。

さらにリコピンは、がん細胞の増殖抑制、がん細胞の増殖に必要なコレステロールの低下、血管新生の阻害に働きかけるなど、強力ながん予防効果を備えています。中国人を対象とした集団研究では、最も多くトマトを摂取するグループは最も少ないグループに比べて肝臓がんのリスクが37％も低くなりました。

旬はいつ？

1年じゅう店頭にありますが、旬は6～8月ごろです。

選ぶときのコツは？

お尻に星のように放射線状の筋が出ているものは、実が甘く、充実している証しです。

保存方法は？

熟したトマトはビニール袋に入れて野菜室へ。緑の部分がまだあるものは、常温保存を。

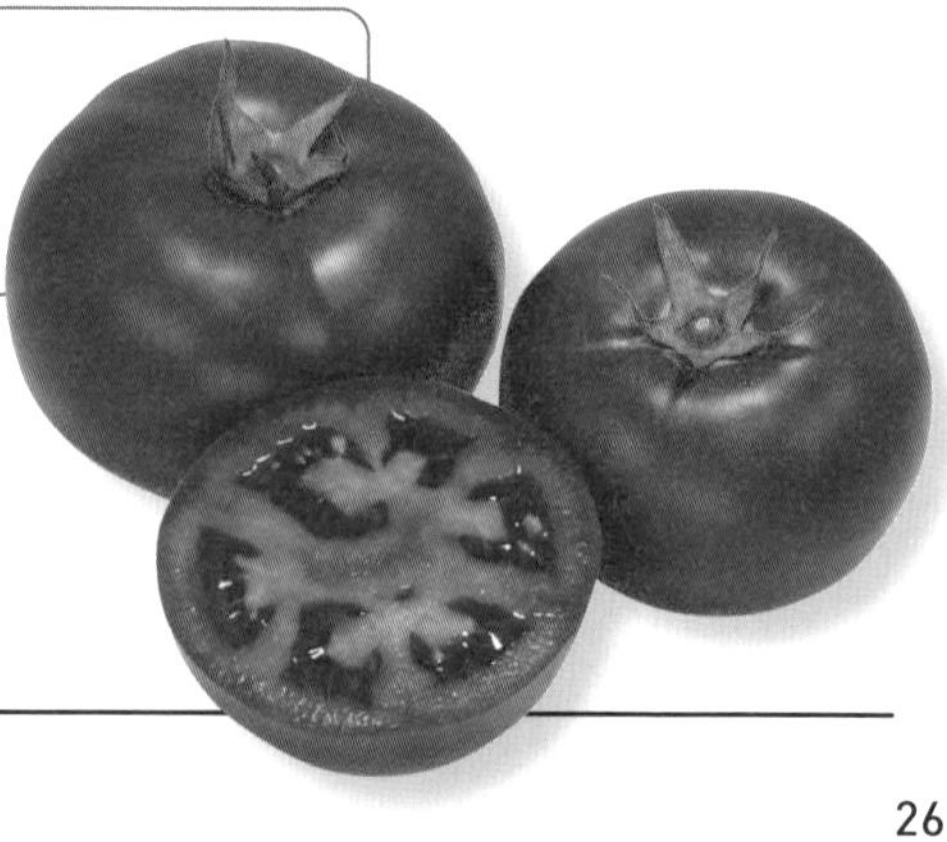

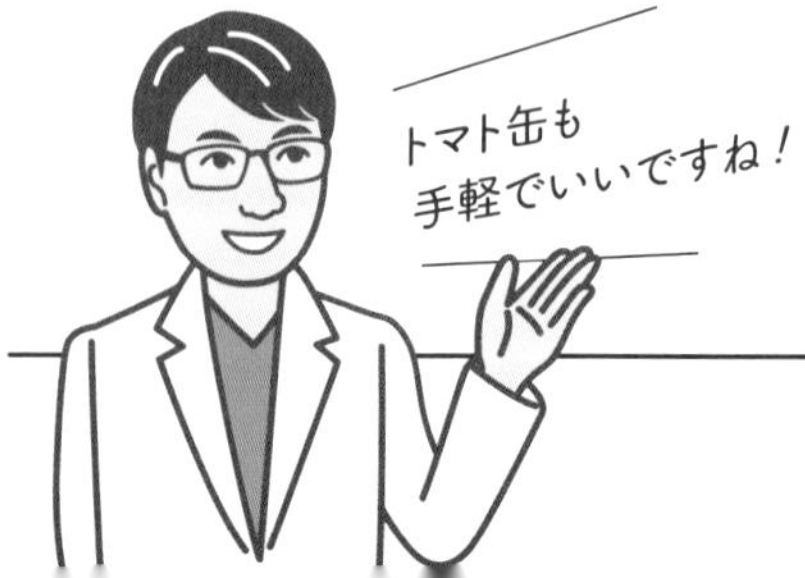

抗がん食材 10

にんじんのβカロテンは健康の強い味方！

にんじんはジュースにするより そのまま食べるべし

がんに効くイメージの強い、にんじん。βカロテンを多く含むにんじんは実際にさまざまながんのリスクを減らす作用が認められています。

にんじんと肺がんの関係を調べた複数の研究を解析した結果、にんじんを最も多く食べるグループは、最も少ないグループに比べて肺がんのリスクが42％も低下しました。ただし、別の研究でカロテンと大腸がんのリスクは関係が認められておらず、詳しいことがはっきりわかっているわけではありません。

なお、ジュースにすると大事な食物繊維が取り除かれるため、調理して食べたほうが効果的です。

旬はいつ？

生産地によって違いがありますが、主に9～12月ごろがにんじんの旬です。

選ぶときのコツは？

表面に割れなどがなく、なめらかでハリやツヤのあるものを選びましょう。

保存方法は？

キッチンペーパーなどに包んでビニール袋に入れ、冷蔵庫の野菜室に立てて保存するのがおすすめ。

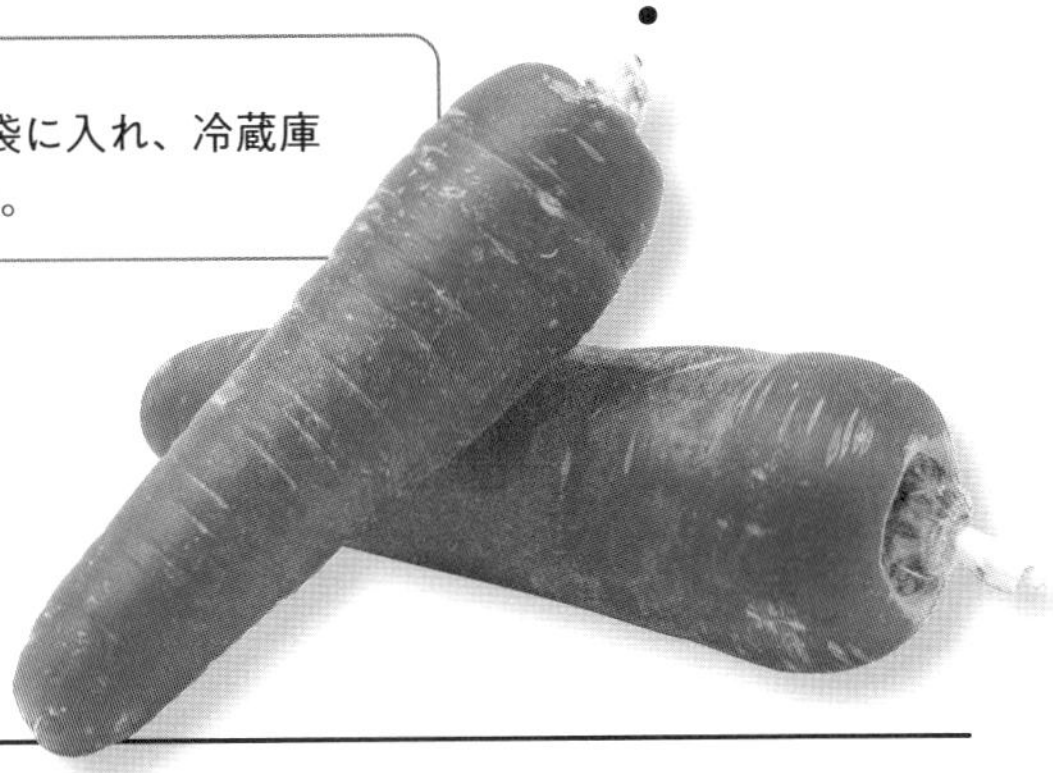

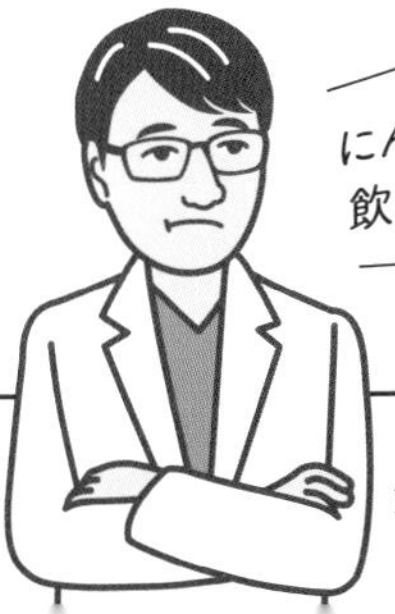

レシピの見方

次ページから抗がん食材を2種類以上使ったレシピを紹介します。
レシピの見方は下を参考にしてください。

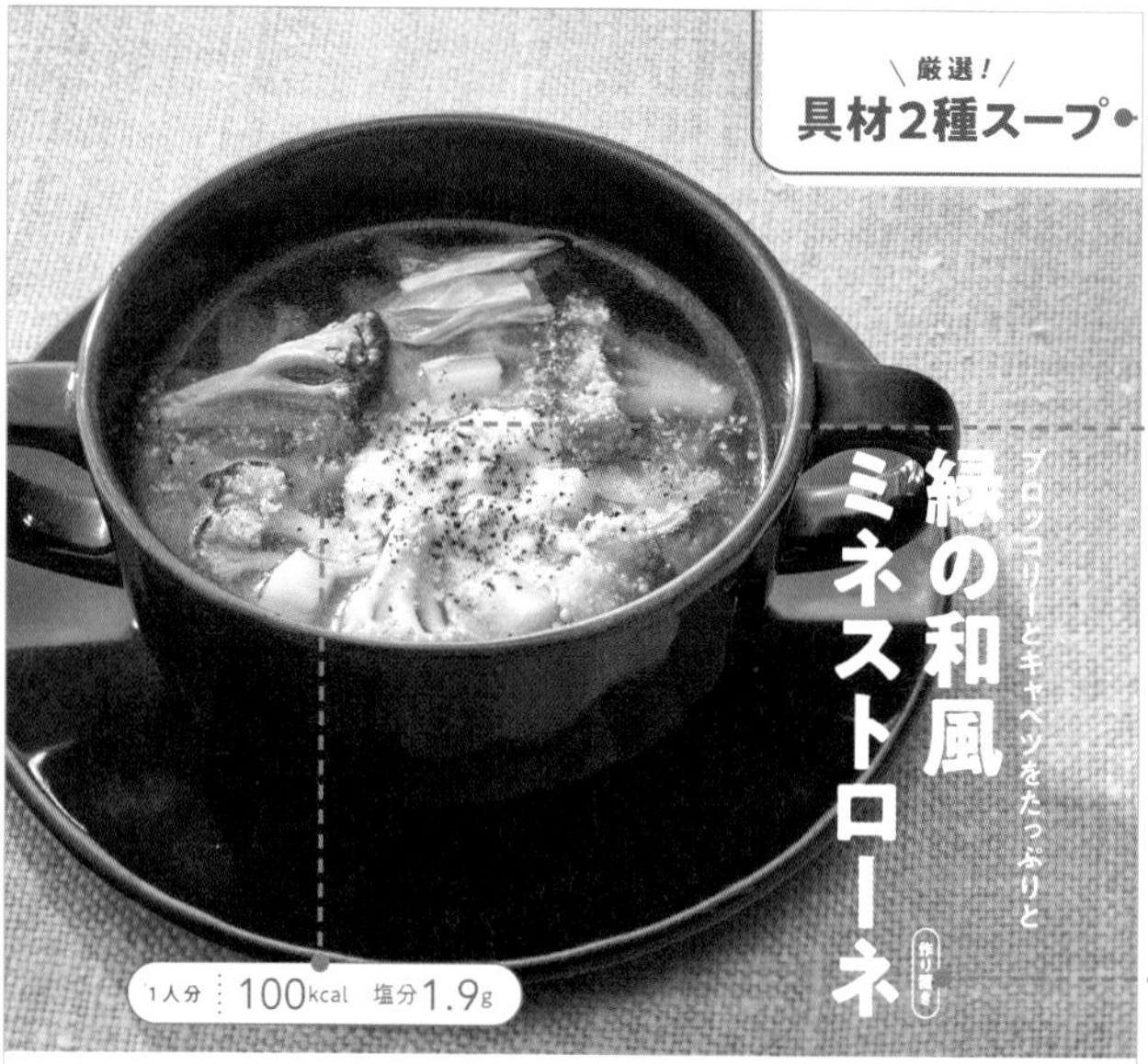

＼厳選！／
具材2種スープ
ブロッコリーとキャベツをたっぷりと
緑の和風ミネストローネ
作り置き
1人分 100kcal 塩分1.9g

材料（2人分）

ブロッコリー……½株
キャベツ……葉小1枚（60g）
塩……小さじ¼
A［昆布だし……400ml
　白だし（市販）……小さじ2
オリーブオイル……大さじ1
粉チーズ・
　粗びき黒こしょう……各少々

ワンポイント
ブロッコリーの茎は皮が固いので、厚めにむいたほうが食べやすいです！

作り方

① ブロッコリーは小さめの小房に分け、茎の部分も適量を厚めに皮をむいて1cm角に切る。キャベツはひと口大に切る。
② 鍋にオリーブオイル、①、塩を入れて中火で全体がしんなりするまで炒め、Aを加えて煮立ったら火を弱め5分ほど煮る。
③ 器に盛り、チーズ、黒こしょうをふる。

36

カテゴリー
全68レシピを4つのカテゴリーに分けて紹介しています。

栄養価計算
1人分のカロリーと塩分の量を表示しています。

保存アイコン
冷蔵庫で3～4日保存できるレシピには「作り置き」、冷凍庫で1か月ほど保存できるレシピには「冷凍保存」というアイコンを付けています。

ワンポイント
ちょっとしたアドバイスを載せているレシピがありますので、参考にしてください。

〈 この本の決まり 〉
- 使用している計量カップは1カップ＝200mℓ、計量スプーンは大さじ1＝15mℓ、小さじ1＝5mℓです。1mℓ＝1ccです。
- 電子レンジの調理時間は600Wのものです。500Wの場合は加熱時間を1.2倍にしてください。
- 材料の「だし汁」は、特に断りのない限り、かつおだし、または昆布・かつおだしです。
- 野菜などの分量は、皮や種を除いた正味量です。また、洗う、皮をむく、水けをふきとるなどの基本的な下準備は済ませてからの手順になっています。

第2章

長生きスープ
&
みそ汁レシピ

ご紹介するレシピは
「注ぐだけスープ」「具材2種スープ」
「おかずスープ」「とろうまポタージュ」の
4つのカテゴリーに分かれています。
ご自分に合ったスープを
ぜひ見つけてください!

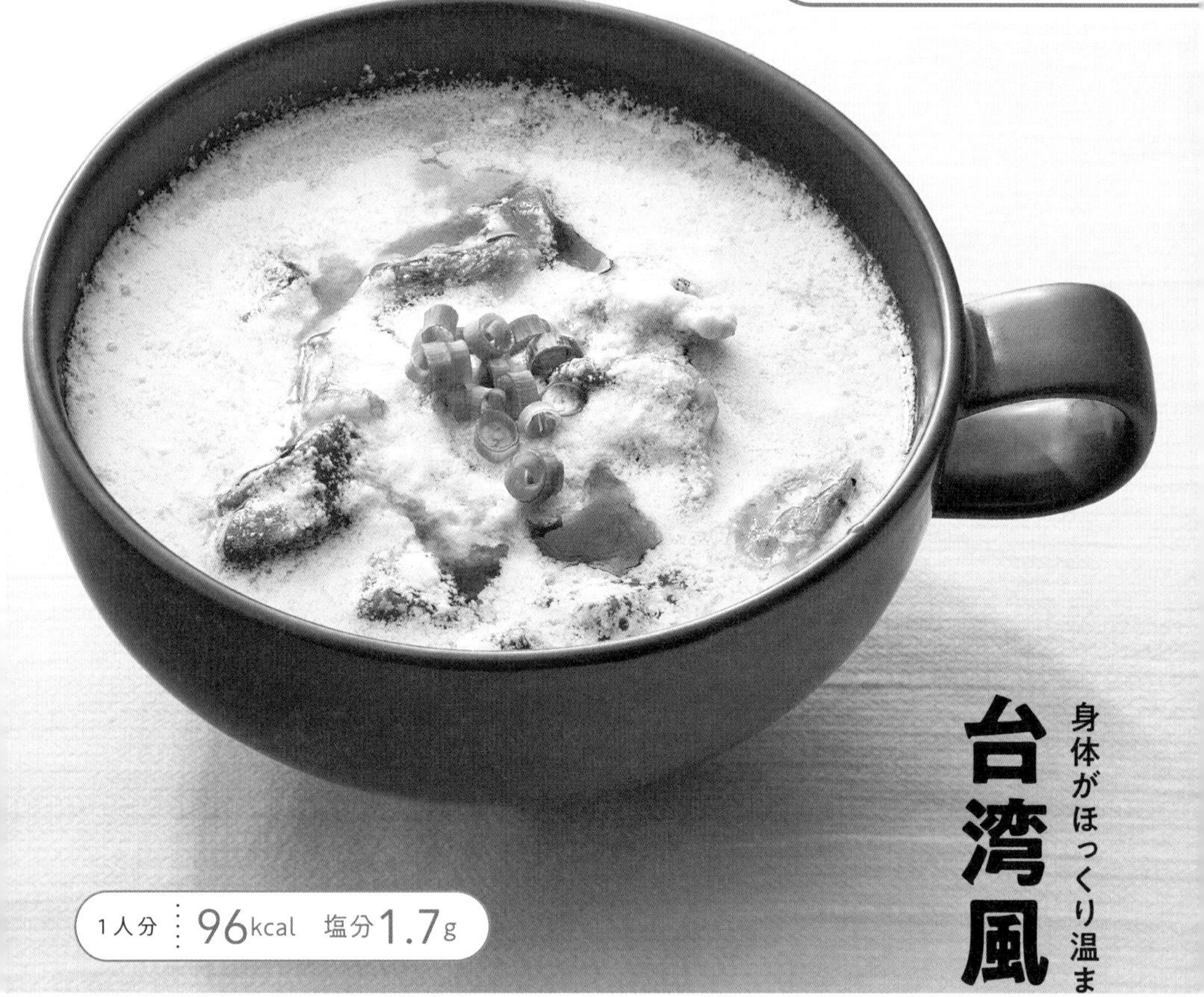

1人分　96kcal　塩分1.7g

身体がほっくり温まる台湾の定番朝ごはん

台湾風豆乳スープ

材料（1人分）

豆乳……160ml
トマト……20g（約1/8個）
桜えび（乾燥）・酢・
顆粒鶏ガラスープの素
……各小さじ1
万能ねぎ（小口切り）・ラー油
……各少々

作り方

① トマトは1cm角に切る。鍋に豆乳を入れ、沸騰直前まで温める。

② 器に万能ねぎとラー油以外の材料を入れて①の豆乳を注ぎ、すぐによく混ぜる。万能ねぎを散らし、ラー油を回しかける。

ワンポイント

温めた豆乳にお酢を合わせることで、ふわふわ食感に仕上がるので、お酢は必ず入れてください！

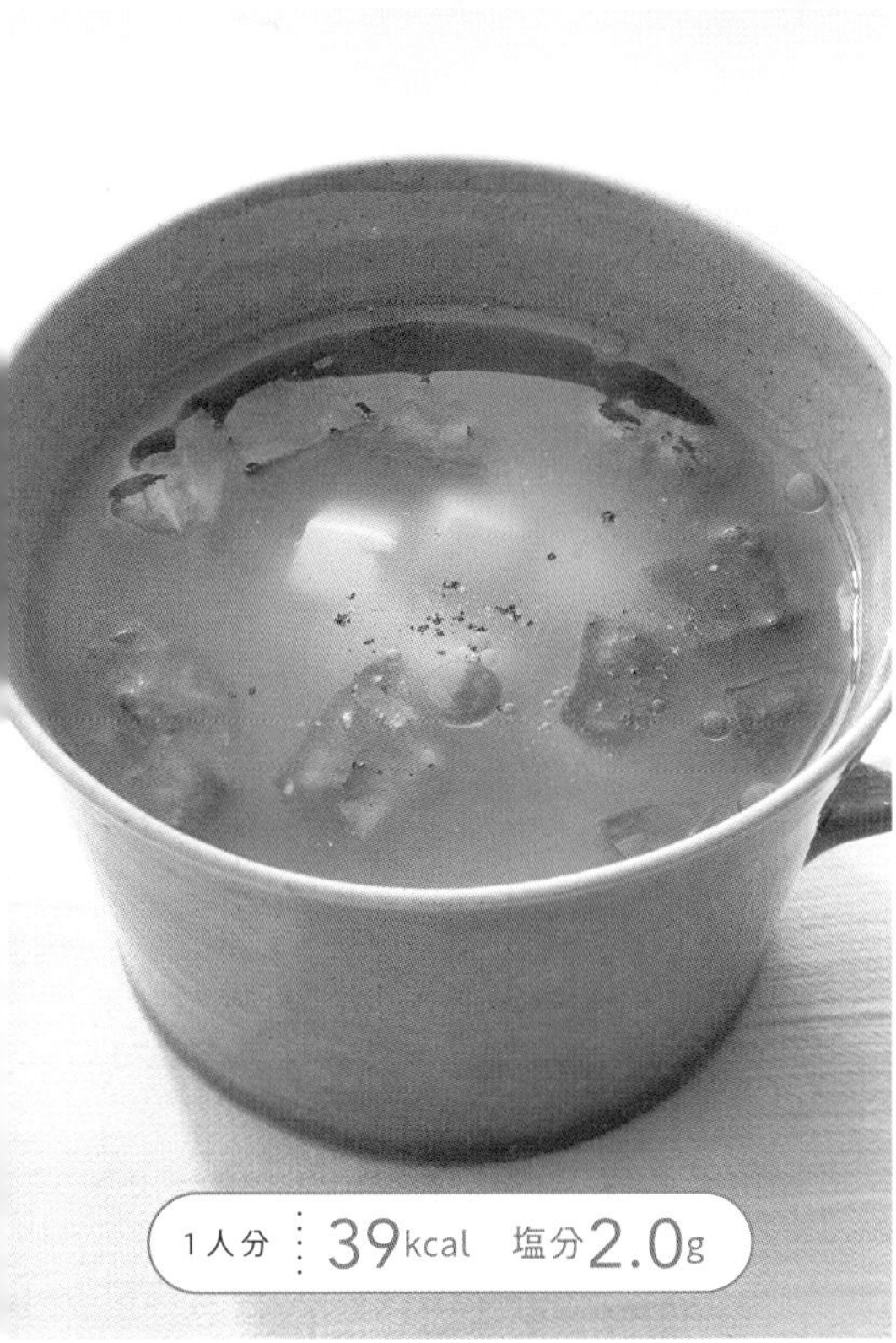
1人分 39kcal 塩分2.0g

トマトの酸味とごま油が絶妙バランス

豆腐とトマトのスープ

材料（1人分）

木綿豆腐……20g
トマト……20g（約1/8個）
顆粒鶏ガラスープの素……小さじ1
めんつゆ（3倍濃縮）……小さじ1/2
ごま油・粗びき黒こしょう……各少々

作り方

1. トマトは1cm角に切る。豆腐は7〜8mm角に切る。
2. 器にごま油とこしょう以外の材料を入れ、熱湯160mlを注いでよく混ぜる。ごま油、黒こしょうをふる。

疲労回復効果のある梅干しをプラス

トマトとわかめ、梅干しのお吸いもの

材料（1人分）

トマト……20g（約1/8個）
わかめ（乾燥）……1g
梅干し……1/2個（約10g）
削り節……2g

作り方

1. トマトは1cm角に切る。梅干しは種を除いてたたく。
2. 器にすべての材料を入れ、熱湯160mlを注いでよく混ぜる。

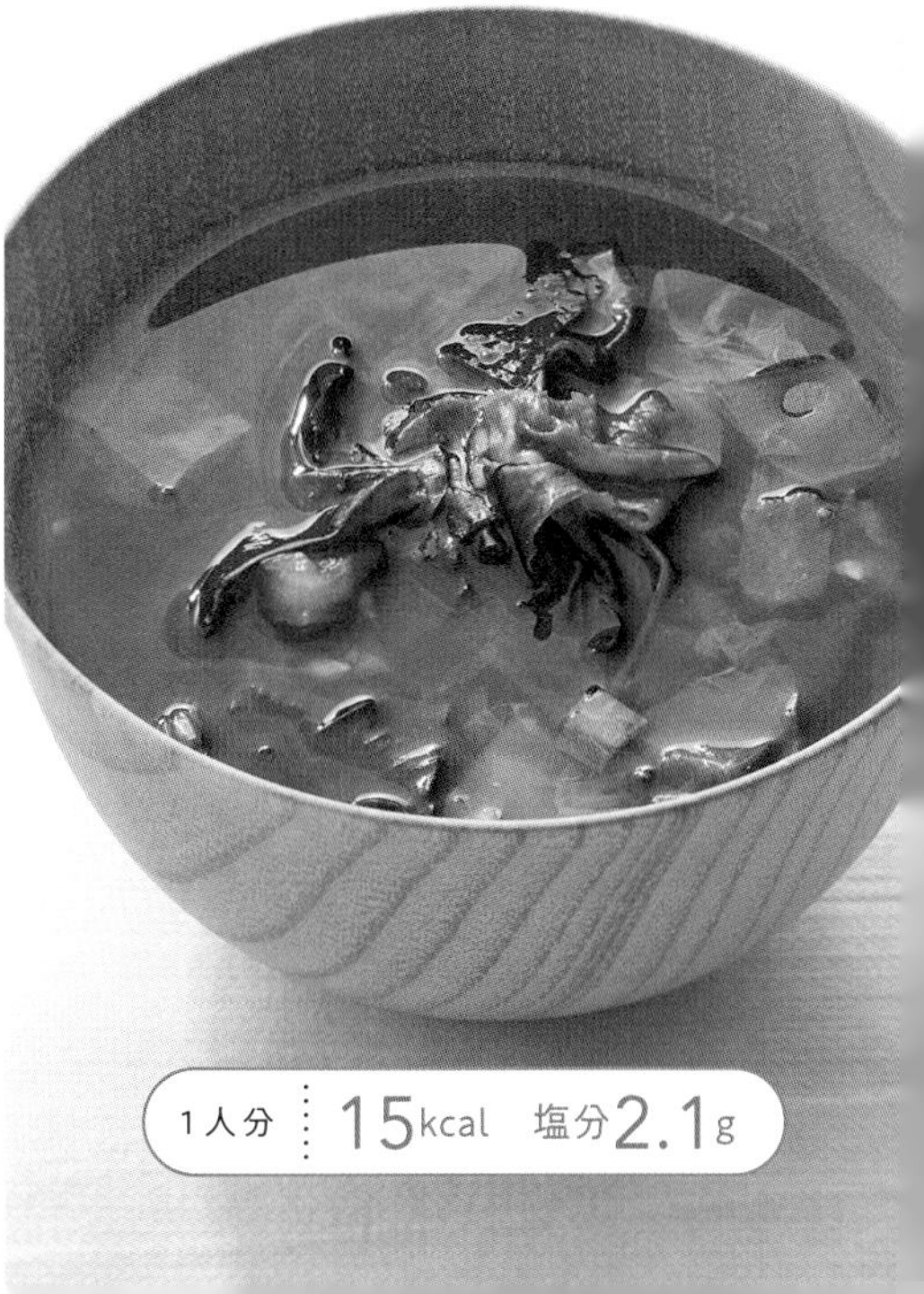
1人分 15kcal 塩分2.1g

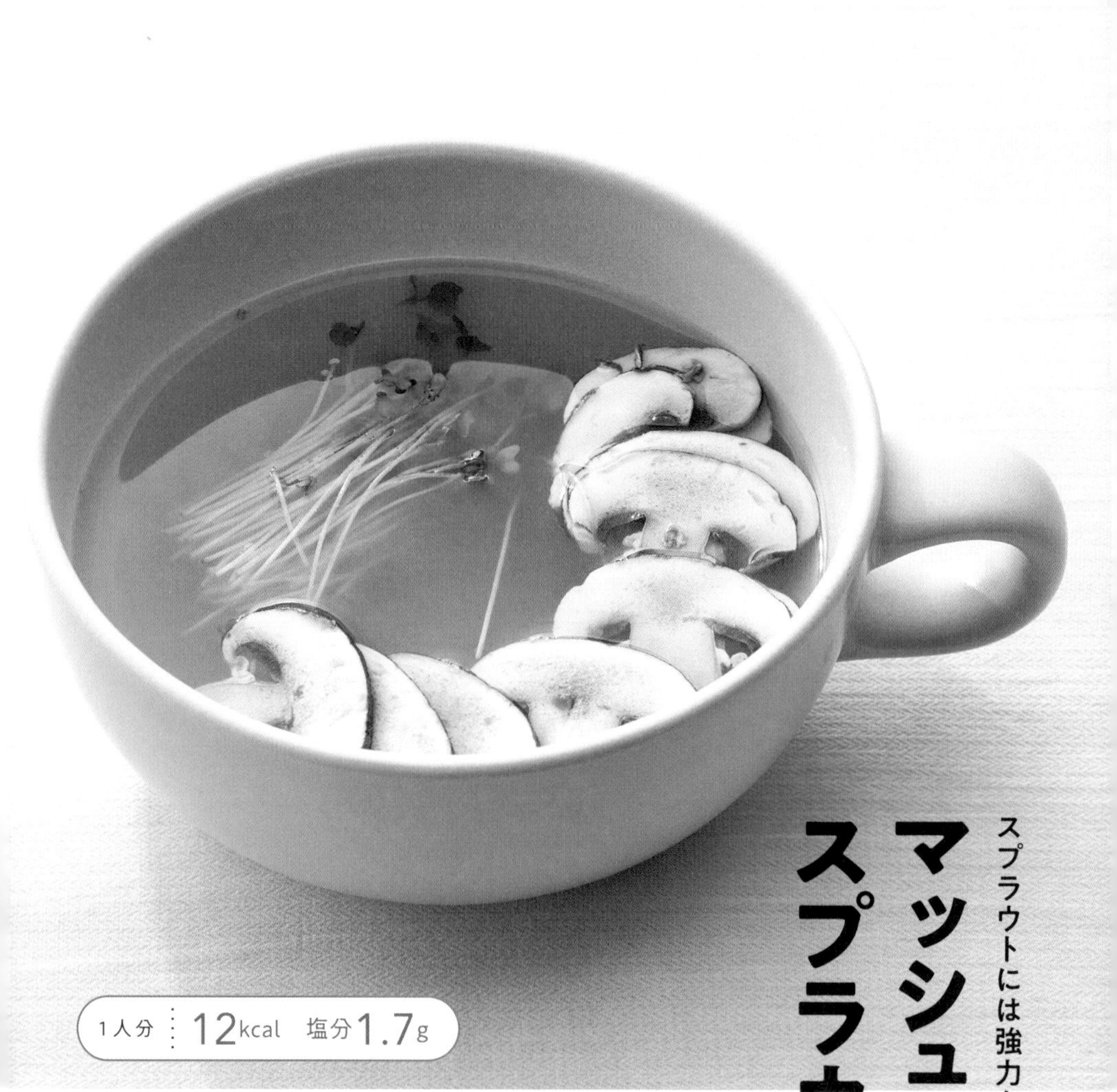

スプラウトには強力な抗酸化作用あり

マッシュルームとスプラウトのスープ

1人分　12kcal　塩分1.7g

材料（1人分）

マッシュルーム……1個　**ブロッコリースプラウト**……5g
顆粒鶏ガラスープの素……小さじ1

作り方

1. マッシュルームはごく薄く切る。スプラウトは根元を落とす。
2. 器にすべての材料を入れる。熱湯160mlをマッシュルームめがけて注ぎ入れ、よく混ぜる。

ワンポイント

熱を通したい具材をめがけてお湯を注ぐのがコツ！

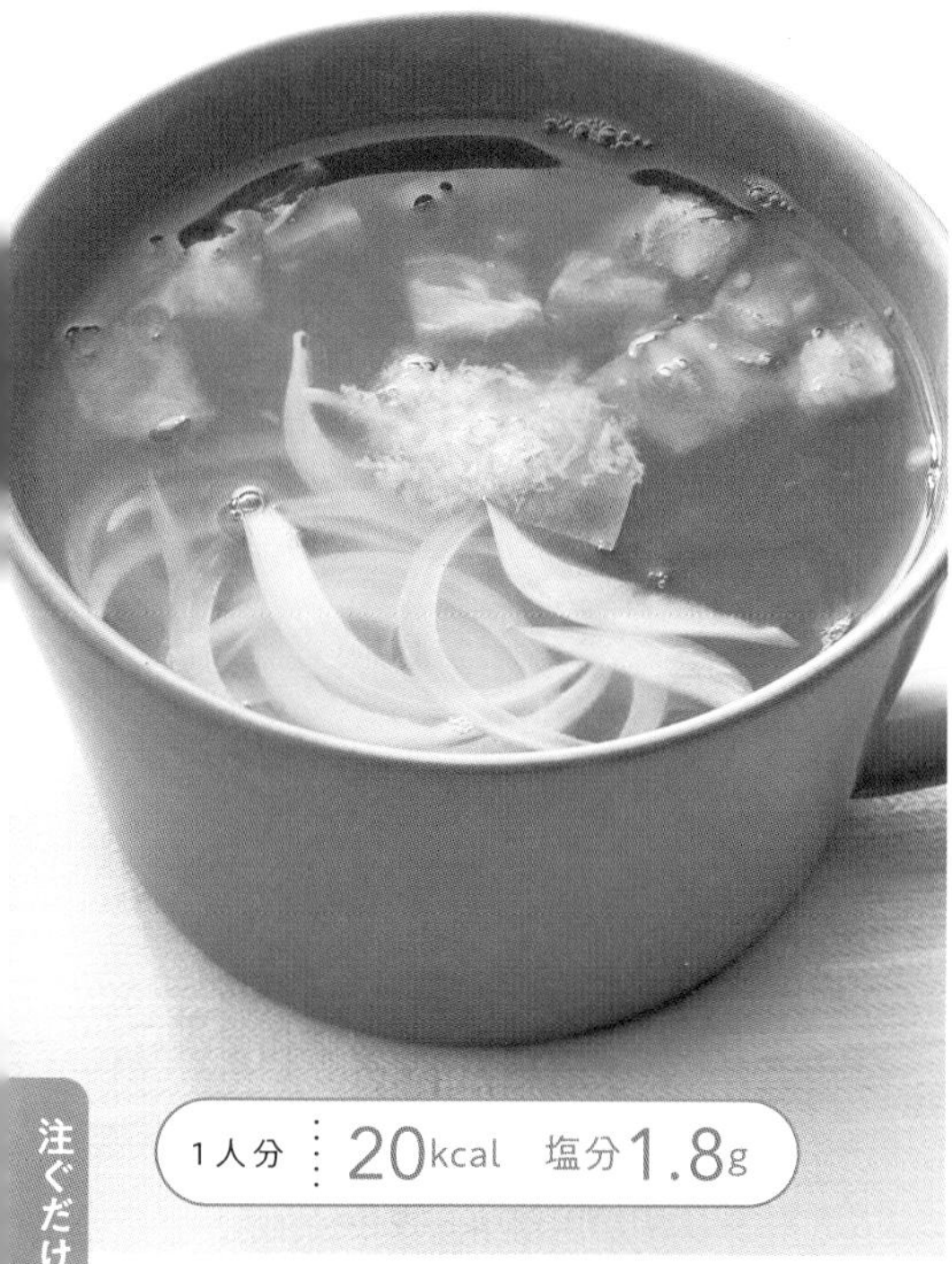

玉ねぎのシャキシャキがおいしい

トマトと玉ねぎのスープ

材料（1人分）

トマト……20g（約$\frac{1}{8}$個）
玉ねぎ……10g
顆粒鶏ガラスープの素……小さじ1弱
塩昆布……3g
しょうが（すりおろし）……少々

作り方

1. トマトは1cm角に切る。玉ねぎは薄切りにする。
2. 器にすべての材料を入れ、熱湯160mlを玉ねぎめがけて注いでよく混ぜる。

1人分 20kcal 塩分1.8g

トマトとみそでダブルのうまみ

トマトとレタスの塩昆布みそ汁

材料（1人分）

トマト……20g（約$\frac{1}{8}$個）
レタス……5g（約$\frac{1}{4}$枚）
塩昆布……ひとつまみ
みそ……大さじ$\frac{1}{2}$
しょうが（すりおろし）……少々

作り方

1. トマトは1cm角に切る。レタスは食べやすい大きさにちぎる。
2. 器にすべての材料を入れ、熱湯160mlを注いでよく混ぜる。

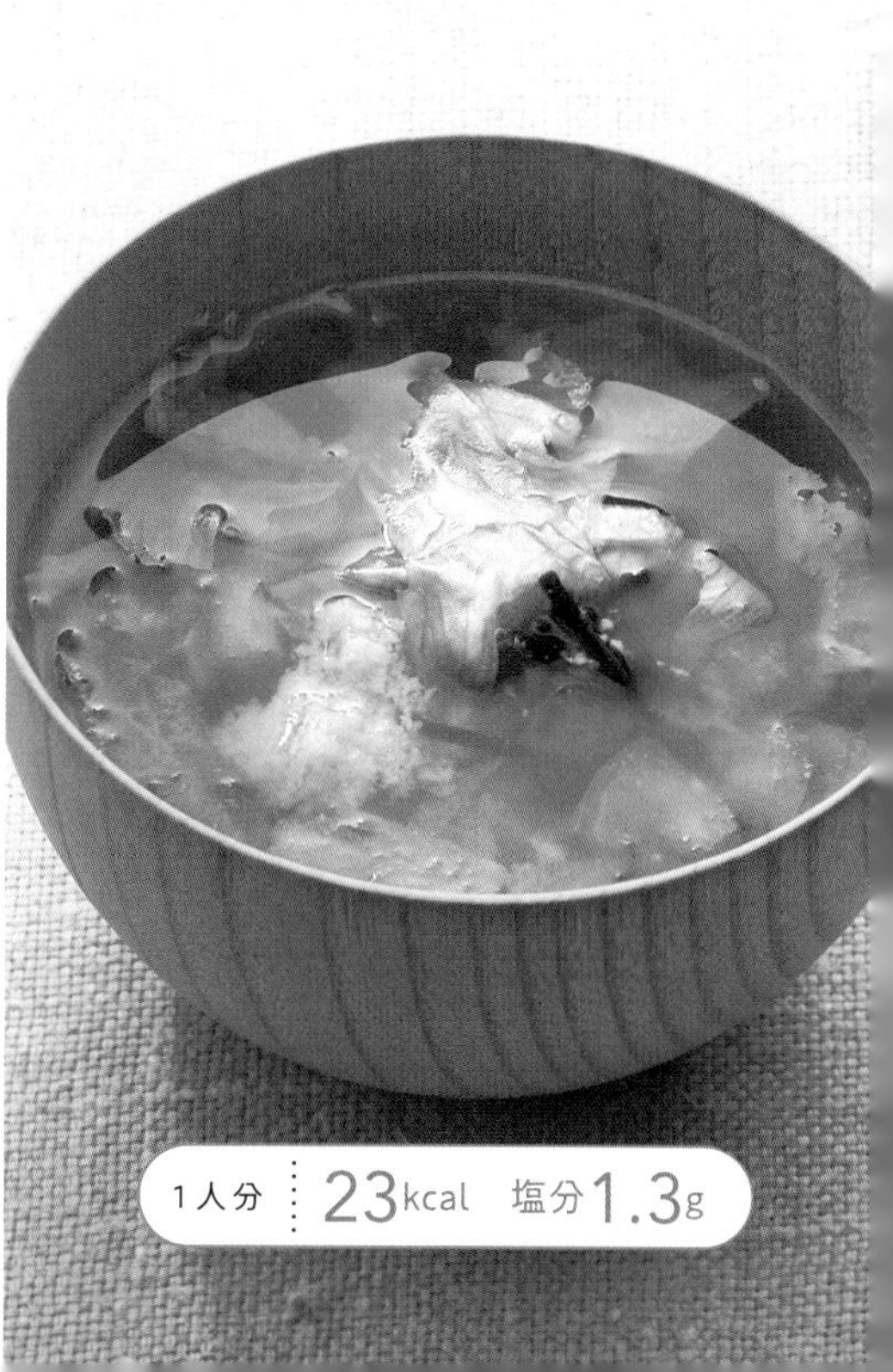

1人分 23kcal 塩分1.3g

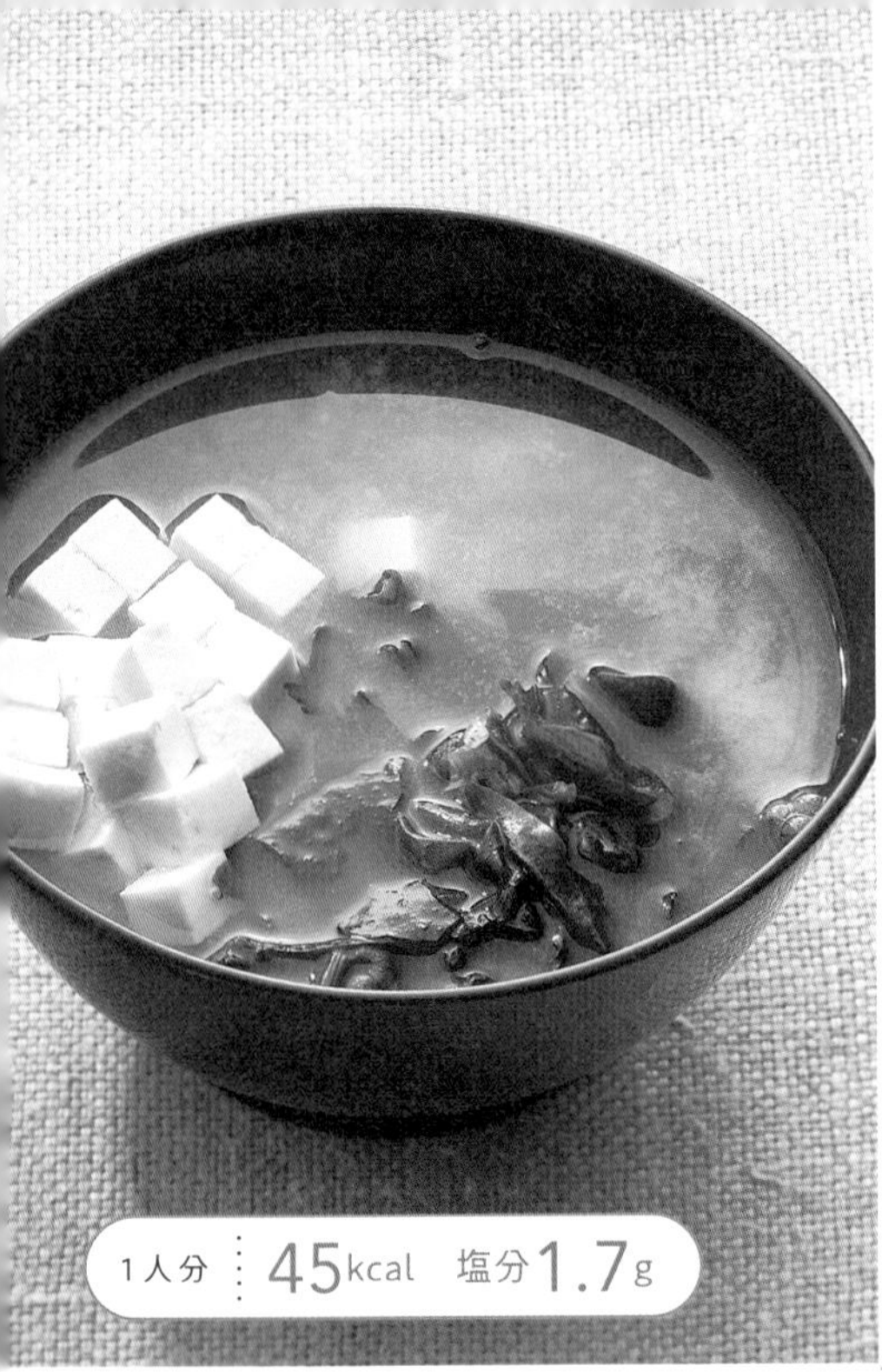

1人分 45kcal 塩分1.7g

定番みそ汁も注ぐだけで作れちゃう

豆腐とわかめのみそ汁

材料（1人分）

木綿豆腐……20g
わかめ（乾燥）……1g
みそ……小さじ2
削り節……2g
しょうが（すりおろし）……少々

作り方

1. 豆腐は7～8mm角に切る。
2. 器にすべての材料を入れ、熱湯160mlを注いでよく混ぜる。

しいたけめがけて注ぐべし

トマトとしいたけのみそ汁

材料（1人分）

トマト……20g（約1/8個）
しいたけ……1/3個
ブロッコリースプラウト……5g
みそ……小さじ2
削り節……2g

作り方

1. トマトは1cm角に切る。しいたけはごく薄く切る。スプラウトは根元を落とす。
2. 器にすべての材料を入れ、しいたけめがけて熱湯160mlを注ぎ、よく混ぜる。

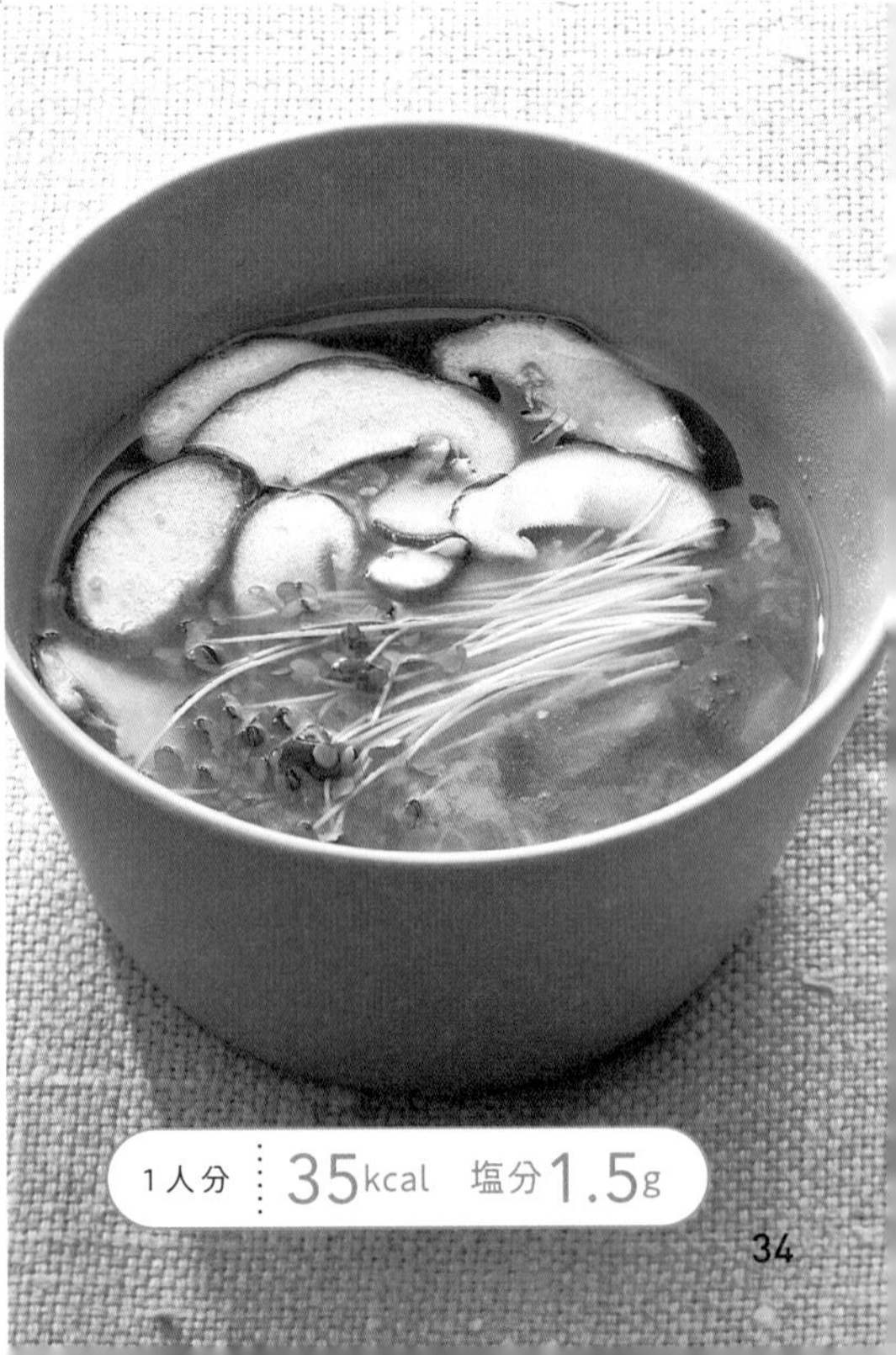

1人分 35kcal 塩分1.5g

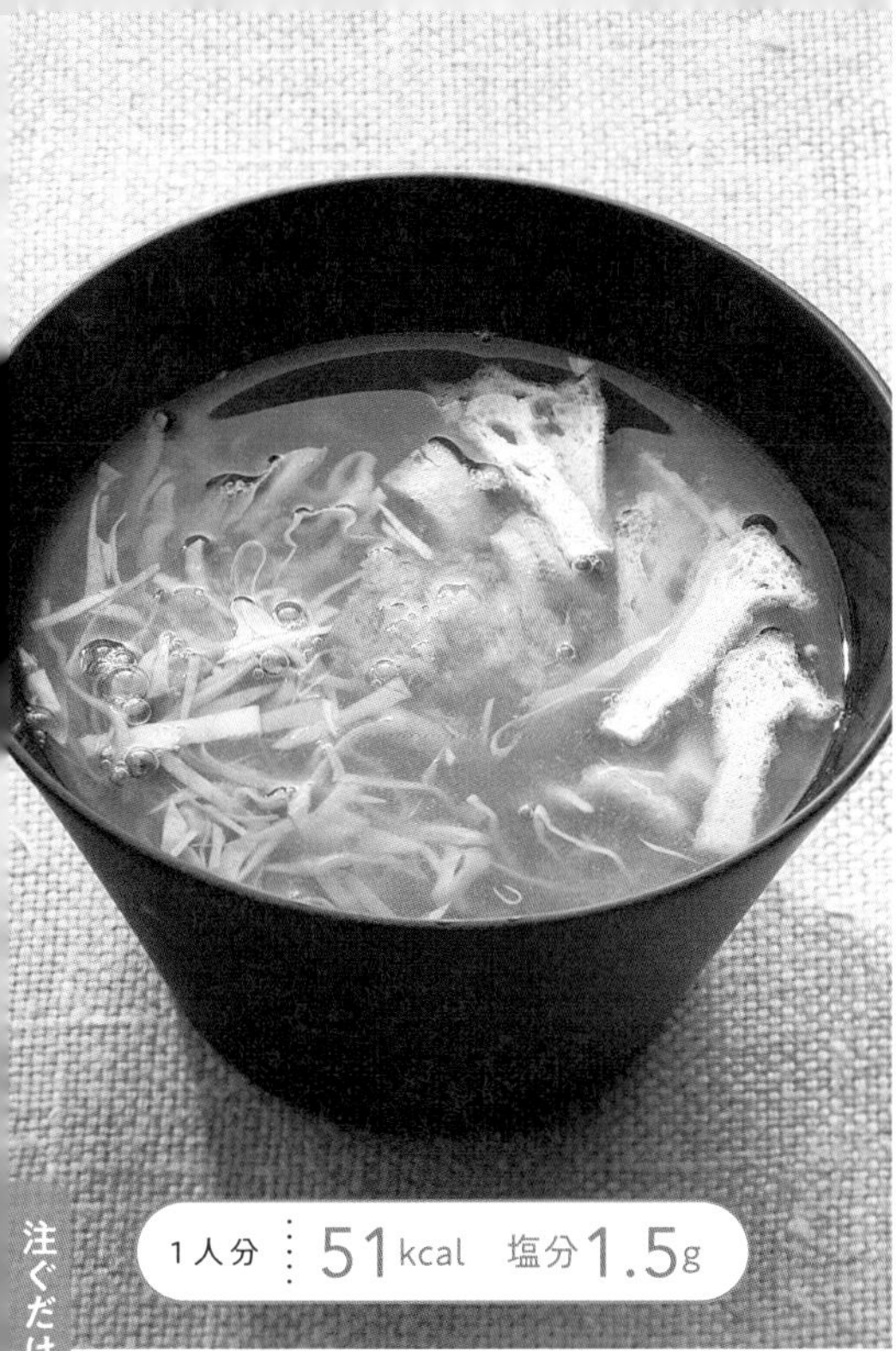

1人分　51kcal　塩分1.5g

お酢がキャベツの青くささを和らげる

キャベツと油揚げのみそ汁

材料（1人分）

油揚げ……5g（約1/6枚）
キャベツ……10g
しょうが（すりおろし）……少々
削り節……2g
みそ……小さじ2
酢……2～3滴

作り方

① キャベツはせん切りにする。油揚げは長さを半分に切ってから細切りにする。

② 器にすべての材料を入れ、キャベツめがけて熱湯160mlを注いでよく混ぜる。

ちぎった焼きのりの風味がアクセント

油揚げとスプラウトのみそ汁

材料（1人分）

油揚げ……5g（約1/6枚）
ブロッコリースプラウト……5g
焼きのり……全形1/4枚
削り節……1g
みそ……小さじ2

作り方

① 油揚げは長さを半分に切ってから細切りにする。スプラウトは根元を落とす。焼きのりはちぎる。

② 器にすべての材料を入れ、熱湯160mlを注いでよく混ぜる。

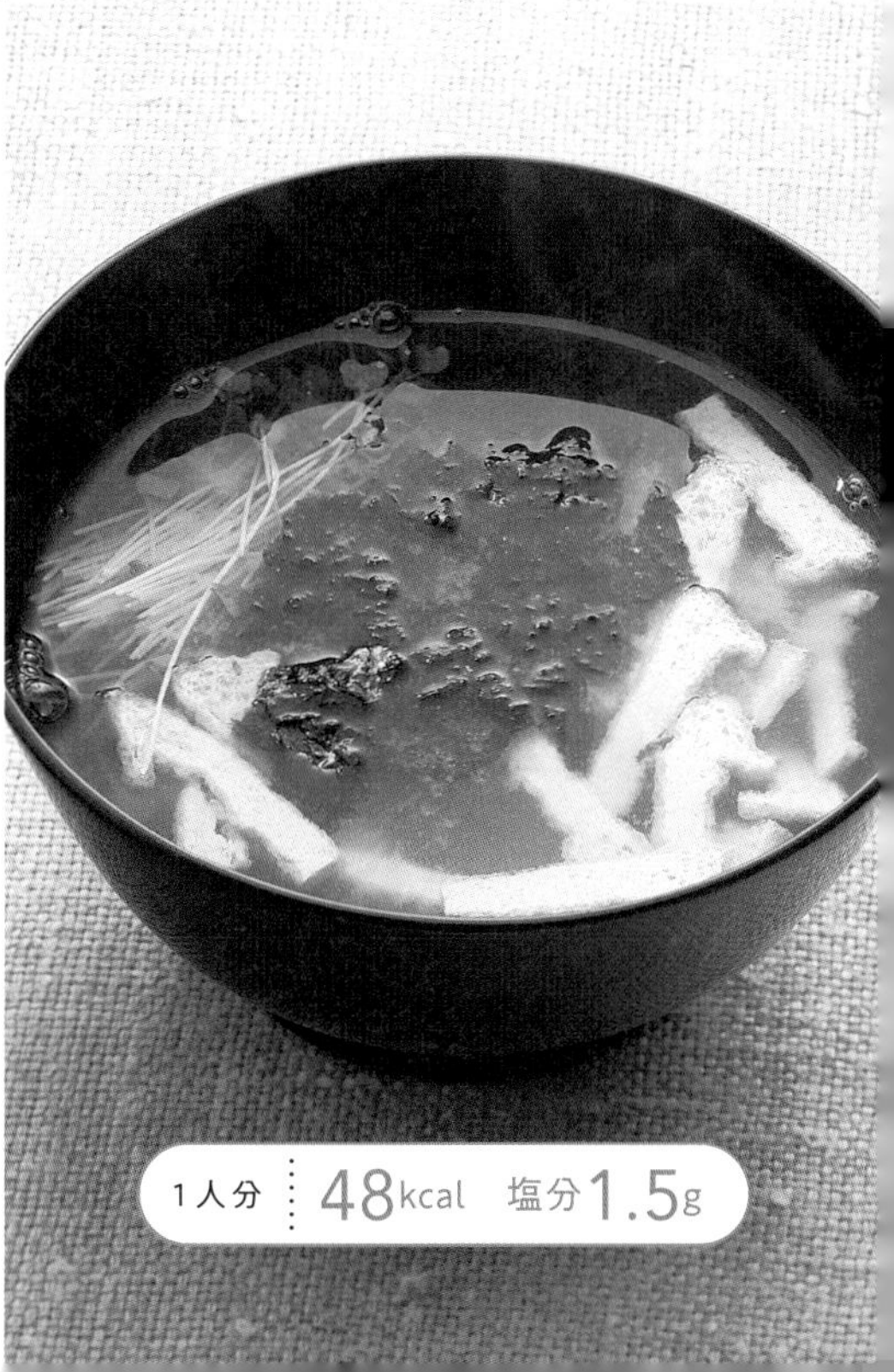

1人分　48kcal　塩分1.5g

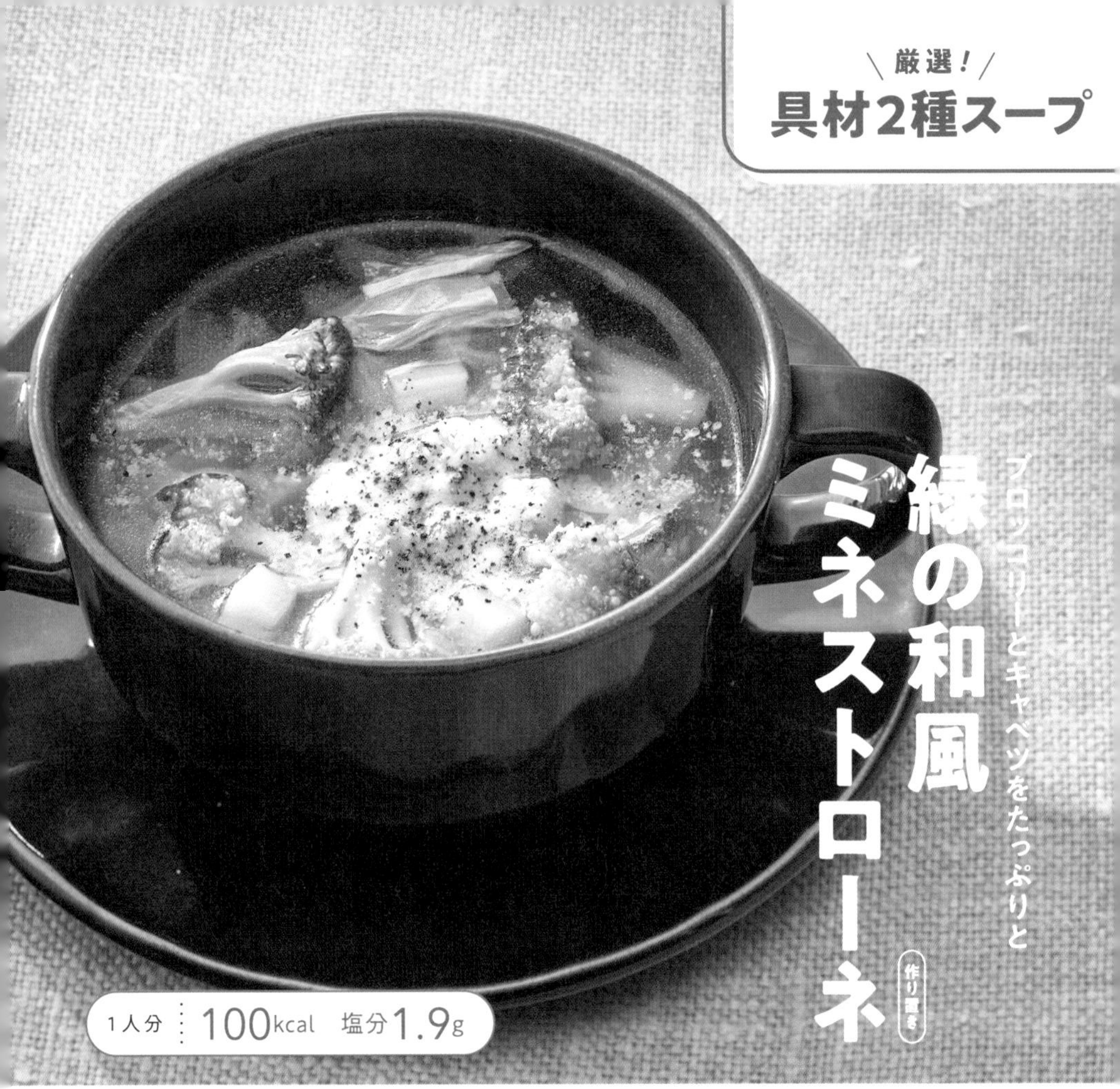

ブロッコリーとキャベツをたっぷりと

緑の和風ミネストローネ

作り置き

1人分 100kcal　塩分1.9g

材料（2人分）

ブロッコリー……1/2株
キャベツ……葉小1枚（60g）
塩……小さじ1/4
A ［ 昆布だし……400ml
　 　白だし（市販）……小さじ2
オリーブオイル……大さじ1
粉チーズ・
　粗びき黒こしょう……各少々

ワンポイント
ブロッコリーの茎は皮が固いので、厚めにむいたほうが食べやすいです！

作り方

① ブロッコリーは小さめの小房に分け、茎の部分も適量を厚めに皮をむいて1cm角に切る。キャベツはひと口大に切る。

② 鍋にオリーブオイル、①、塩を入れて中火で全体がしんなりするまで炒め、**A**を加えて煮立ったら火を弱め5分ほど煮る。

③ 器に盛り、チーズ、黒こしょうをふる。

1人分 137kcal 塩分2.2g

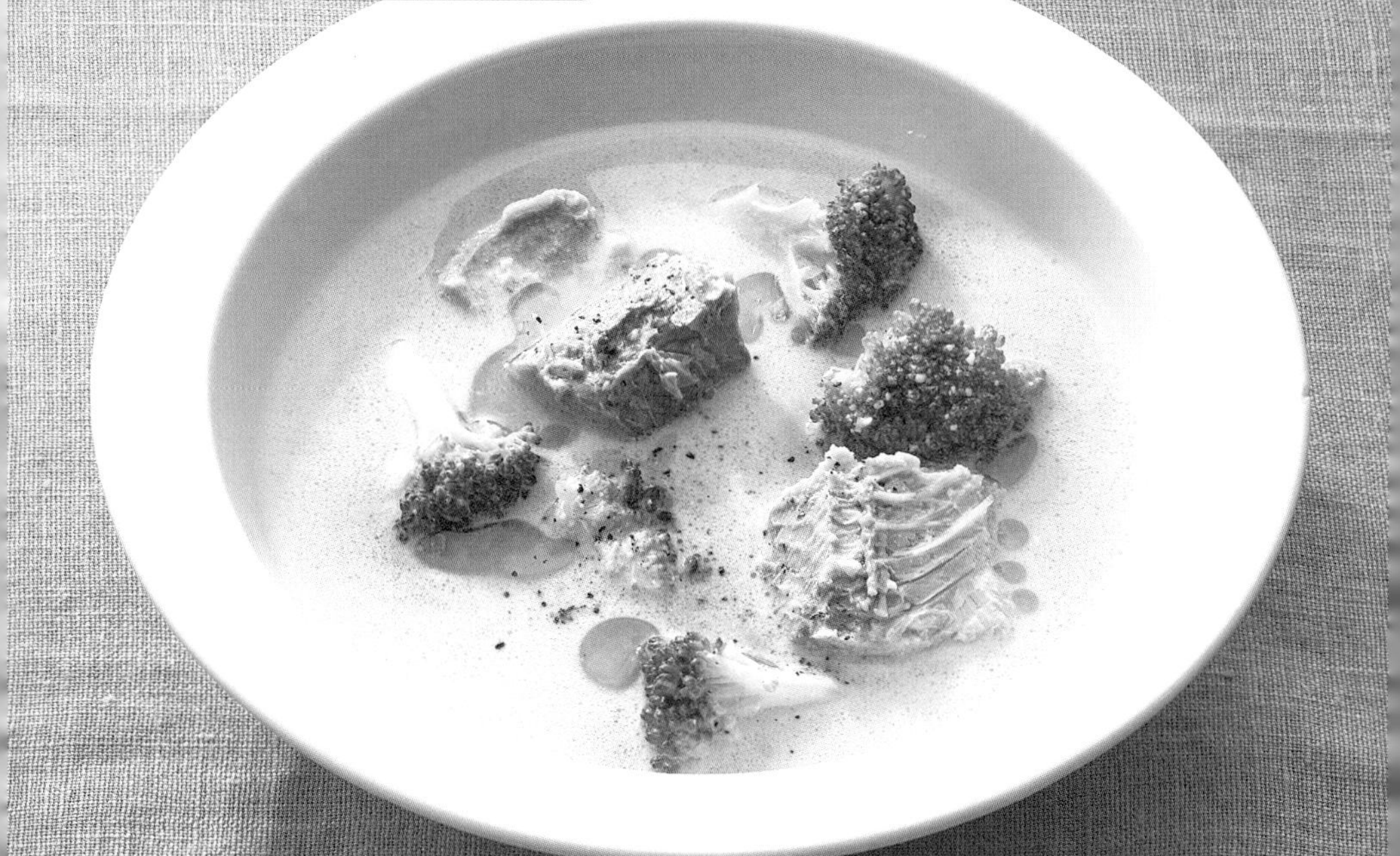

マヨネーズのコクで缶詰がワンランクアップ

ブロッコリーと鮭のマヨスープ

作り置き

材料（2人分）

ブロッコリー……$\frac{1}{4}$株
鮭水煮缶……$\frac{1}{2}$缶（缶汁含む）
マヨネーズ……大さじ1
顆粒鶏ガラスープの素……小さじ2
オリーブオイル・
　粗びき黒こしょう……各少々

ワンポイント

マヨネーズで炒めると、普通の油にはないコクと酸味がプラスされてひと味違った料理になります！

作り方

① ブロッコリーは小房に分ける。鍋にマヨネーズ、ブロッコリーを入れて弱火にかけ、1分ほど炒める。

② 全体がなじんだら、鮭缶、鶏ガラスープの素、水400mlを加えて中火にし、煮立ったら火を弱め5分ほど煮る。器に盛ってオリーブオイルを回しかけ、黒こしょうをふる。

台所の棚に乾燥ひじきが余ってたらぜひ

トマトとひじきの中華スープ

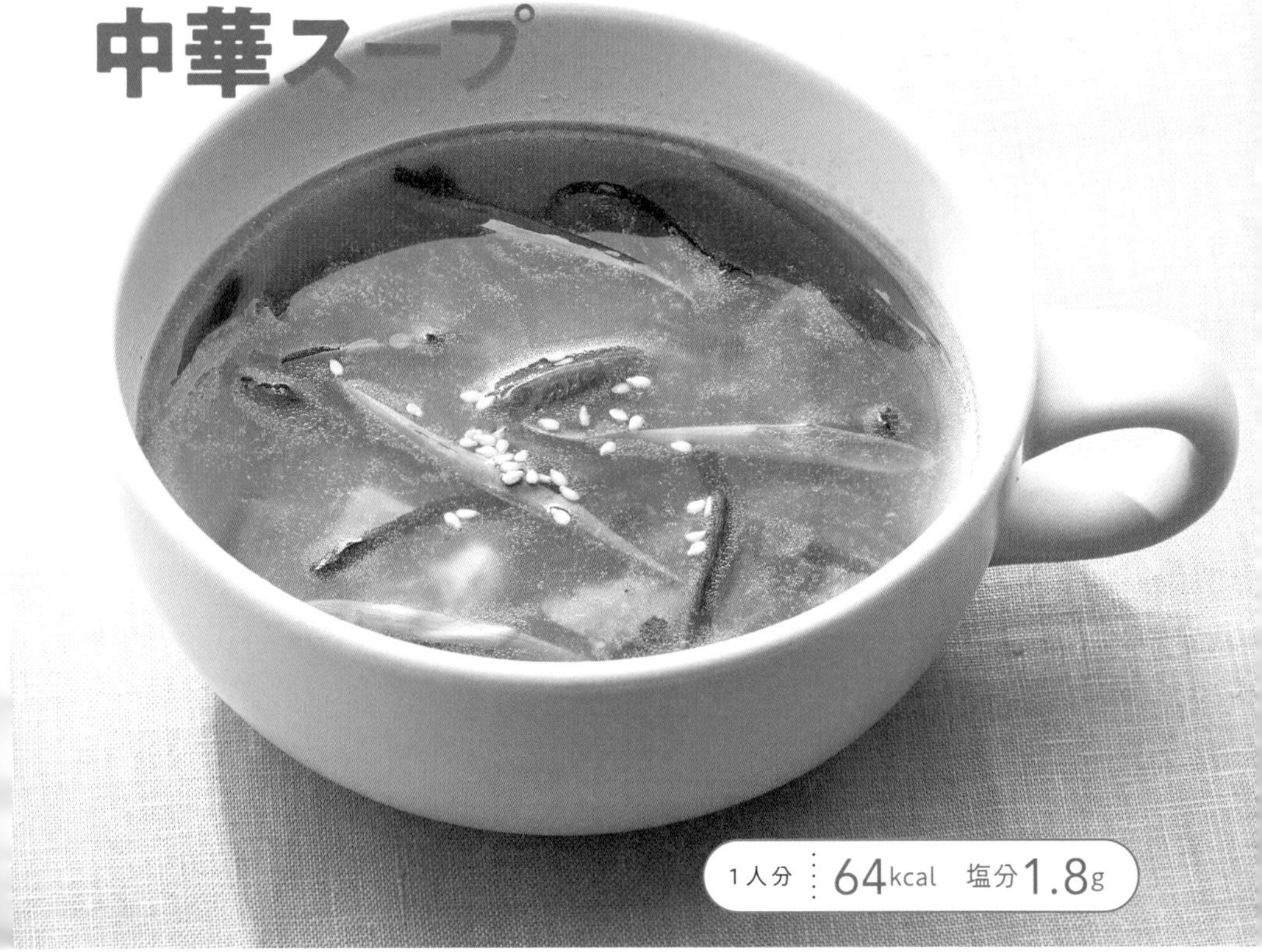

1人分　64kcal　塩分1.8g

材料（2人分）

ひじき（乾燥）……2g
トマト……1/2個
しょうが（すりおろし）……1/3かけ分
A
- 顆粒鶏ガラスープの素……小さじ2
- みりん……小さじ1
- 水……400ml

片栗粉……大さじ1
ごま油……小さじ1
万能ねぎ（斜め切り）・白いりごま……各少々

作り方

① ひじきは水でもどし水けをきる。トマトはひと口大に切る。

② 鍋にごま油、しょうが、ひじきを入れ、弱火で30秒ほど炒める。A、トマトを加えて中火にし、煮立ったら火を弱め3分ほど煮る。

③ 片栗粉を倍量の水で溶き、②に加えて混ぜながらとろみがつくまで煮る。器に盛り、万能ねぎ、ごまを散らす。

具材2種スープ

ぬるぬるで口当たりがやさしい

にんじんとめかぶのスープ

作り置き

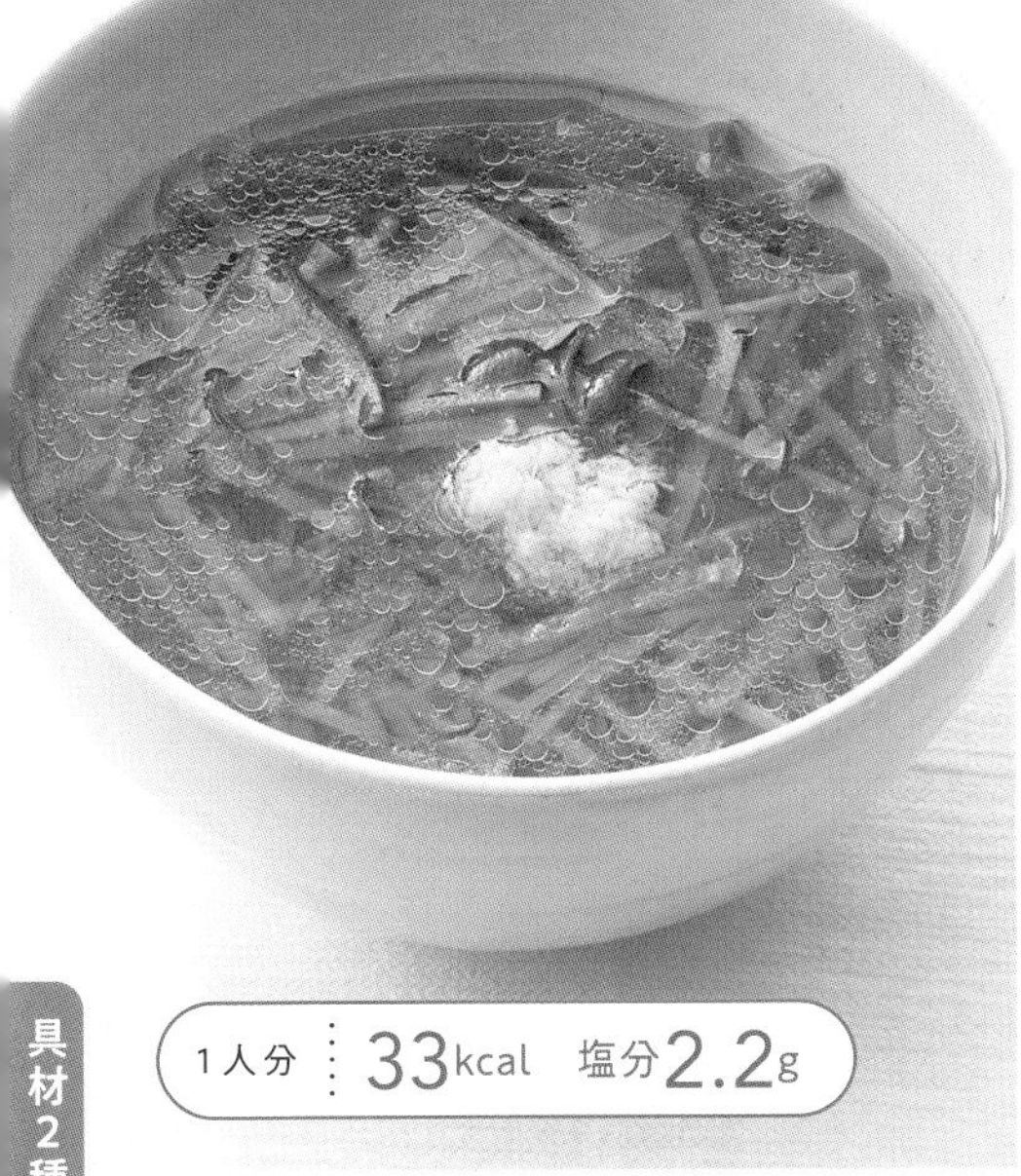

1人分　33kcal　塩分2.2g

材料（2人分）

にんじん……1/4本
めかぶ……1パック（30g、味つけなし）
A［白だし（市販）……大さじ2
　 水……400ml
ごま油……小さじ1
しょうが（すりおろし）……少々

作り方

① にんじんはせん切りにする。

② 鍋にごま油、にんじんを入れて弱火にかけ、1分ほど炒める。めかぶ、Aを加え中火にし、煮立ったら火を弱め3分ほど煮る。器に盛り、しょうがを添える。

梅干しが味を引きしめる

キャベツとえのきの梅スープ

作り置き

材料（2人分）

キャベツ……葉小1枚（50g）
えのきだけ……50g
顆粒鶏ガラスープの素……小さじ1
ごま油……小さじ2　梅干し……1個

作り方

① キャベツはひと口大に切る。えのきは石づきを落とし、3cm長さに切ってほぐす。梅干しは種を除いてたたく。

② 鍋にごま油を熱し、キャベツ、えのきを入れて中火でサッと炒める。水400ml、鶏ガラスープの素を加え、煮立ったら火を弱め3分ほど煮る。器に盛り、梅肉を添える。

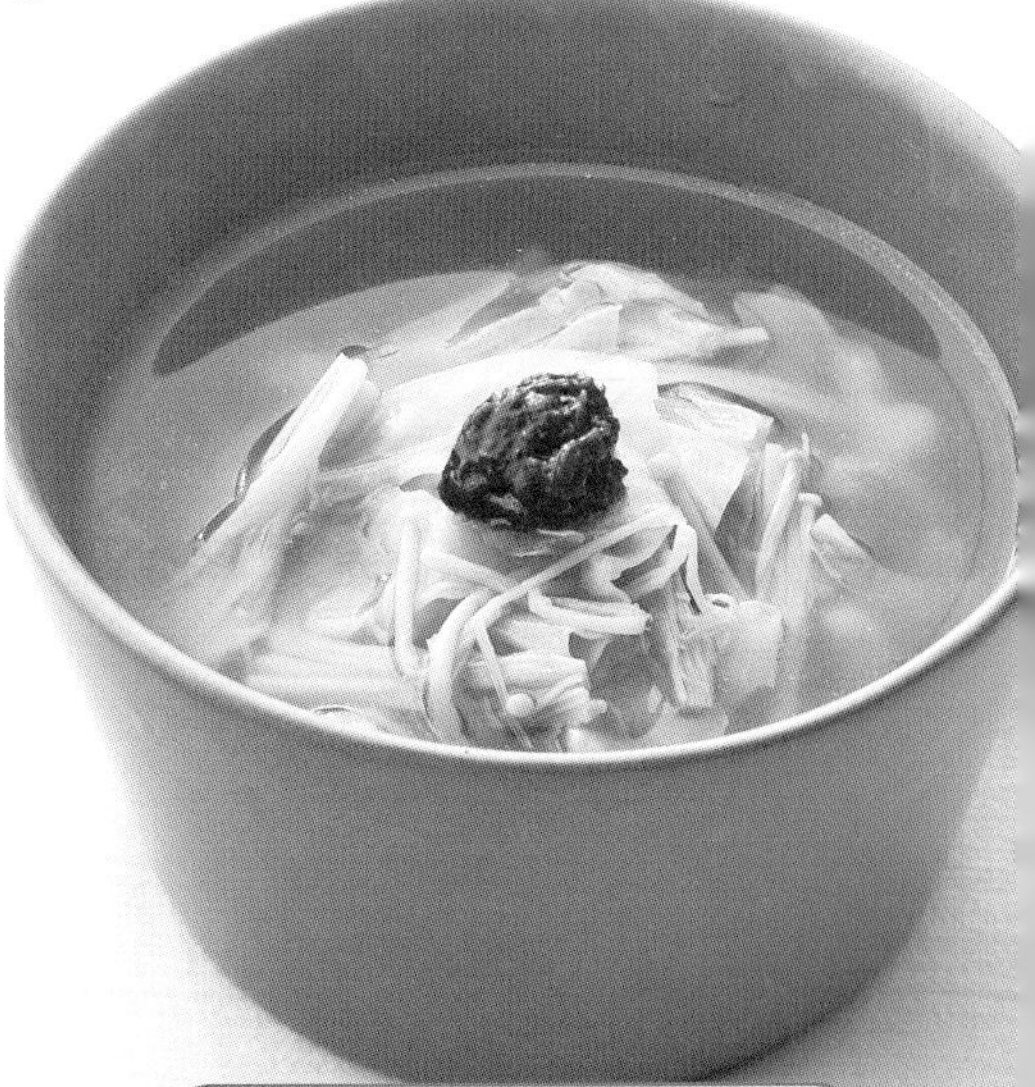

1人分　56kcal　塩分1.8g

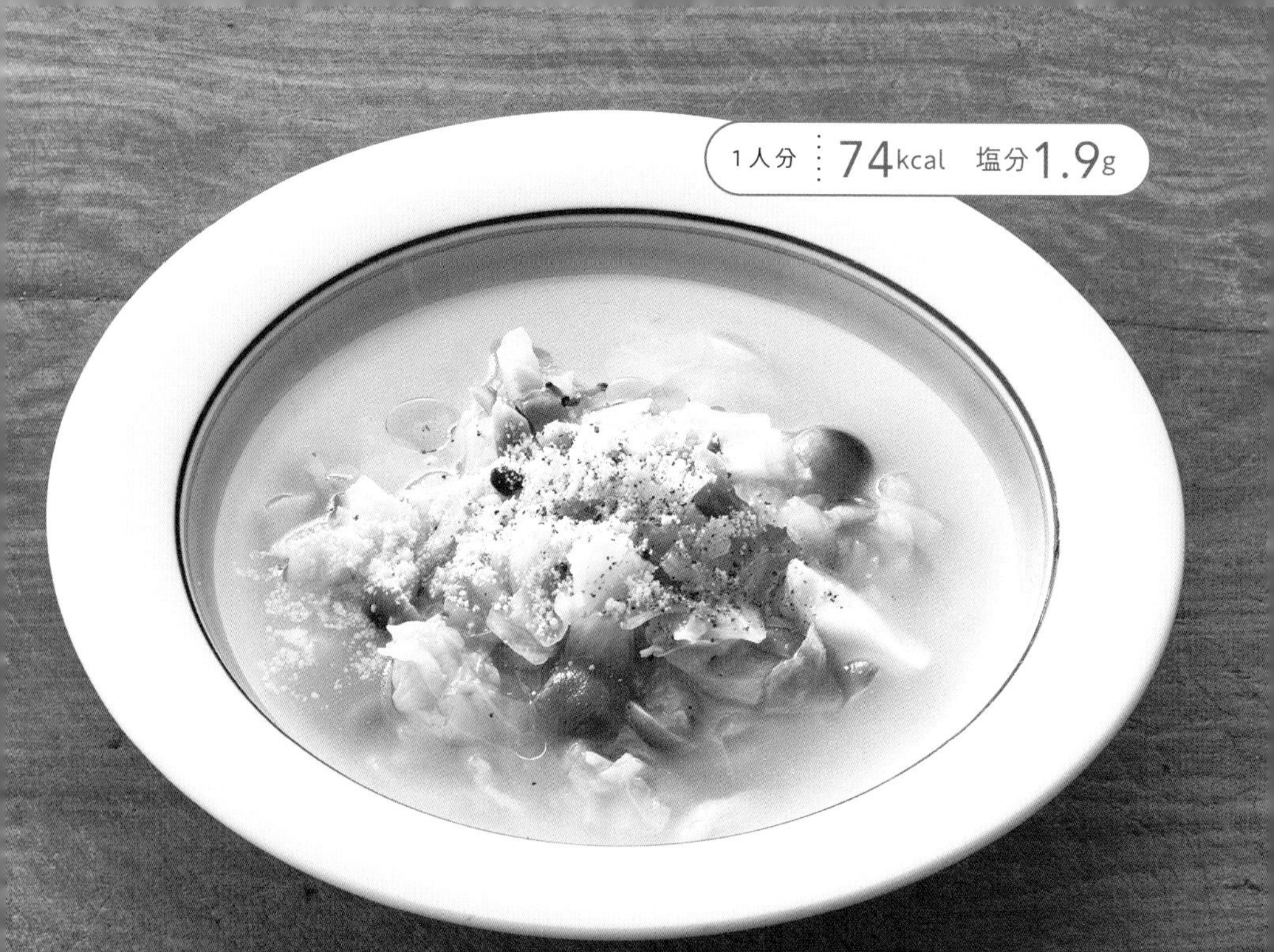

1人分　74kcal　塩分1.9g

煮込んだキャベツは甘み爆発

キャベツとしめじのくたくたスープ

作り置き

材料（2人分）

キャベツ……$\frac{1}{6}$個（約200g）
しめじ……50g　にんにく……1片
顆粒鶏ガラスープの素……小さじ2
塩・こしょう……各少々
オリーブオイル……大さじ$\frac{1}{2}$
粉チーズ・粗びき黒こしょう……各少々

ワンポイント

このカテゴリーは「具材2種」ですが、にんにくはスープの風味づけや味のアクセントとして非常によく使うため、2種にカウントせずに使っている場合があります。

作り方

① キャベツは1cm角に切って耐熱容器に入れ、ふんわりとラップをかけて600Wの電子レンジで5分加熱する。しめじは石づきを落とし、1cm幅に切る。にんにくはつぶす。

② 鍋にオリーブオイル、①を入れ、中火で炒める。油が回ったら水400ml、鶏ガラスープの素を加え、煮立ったら5分ほど弱めの中火で煮る。塩、こしょうで味をととのえて火を止め器に盛り、チーズ、黒こしょうをふる。

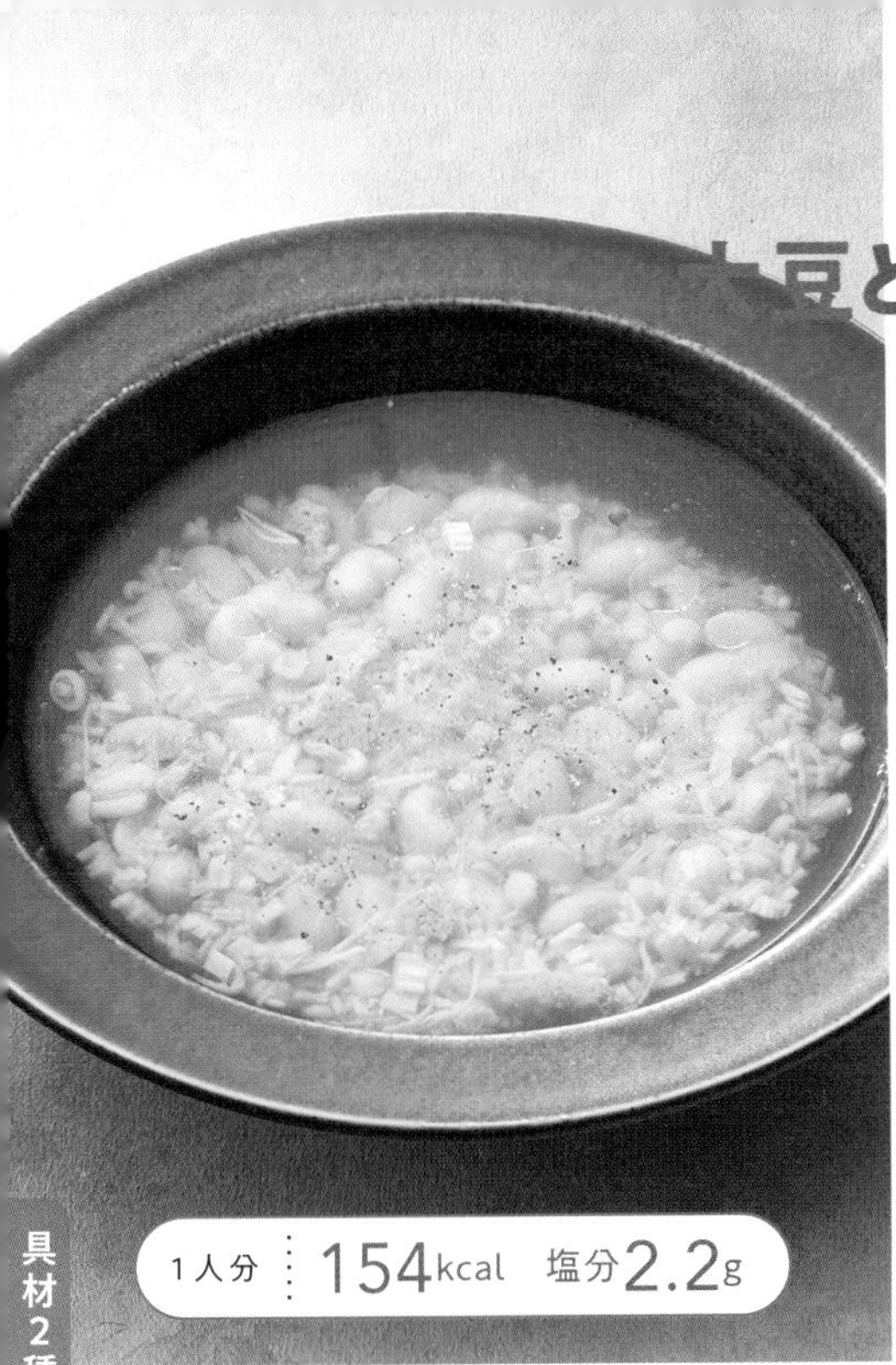

1人分 154kcal 塩分2.2g

塩麹で腸内環境も整う
大豆とえのきの白いスープ

作り置き

材料（2人分）

蒸し大豆……100g　**えのきだけ**……100g
塩……小さじ1/4
A
- 塩麹……大さじ1
- 昆布だし……400ml
- 酢……小さじ1

オリーブオイル・粗びき黒こしょう……各少々

作り方

① えのきは石づきを落とし、2cm長さに切ってほぐす。鍋にえのき、塩を入れてふたをし、弱火で1分ほど蒸し煮にする。

② 蒸し大豆、Aを加え、中火にして煮立ったら火を弱め5分ほど煮て火を止める。器に盛り、オリーブオイルを回しかけ、黒こしょうをふる。

わかめを煮込んで旨みを出すべし
さばとわかめのスープ

作り置き

材料（2人分）

さば水煮缶……1缶（缶汁含む）
わかめ（乾燥）……3g
にんにく（丸のまま）……2片
酒……大さじ1
塩・白いりごま……各少々

作り方

① 鍋に塩とごま以外のすべての材料、水400mlを入れて中火にかける。

② 煮立ったらふたをして火を弱め15〜20分（全体が薄くわかめの緑色に色づくまで）煮る。

③ 塩で味をととのえて火を止める。器に盛り、ごまをふる。

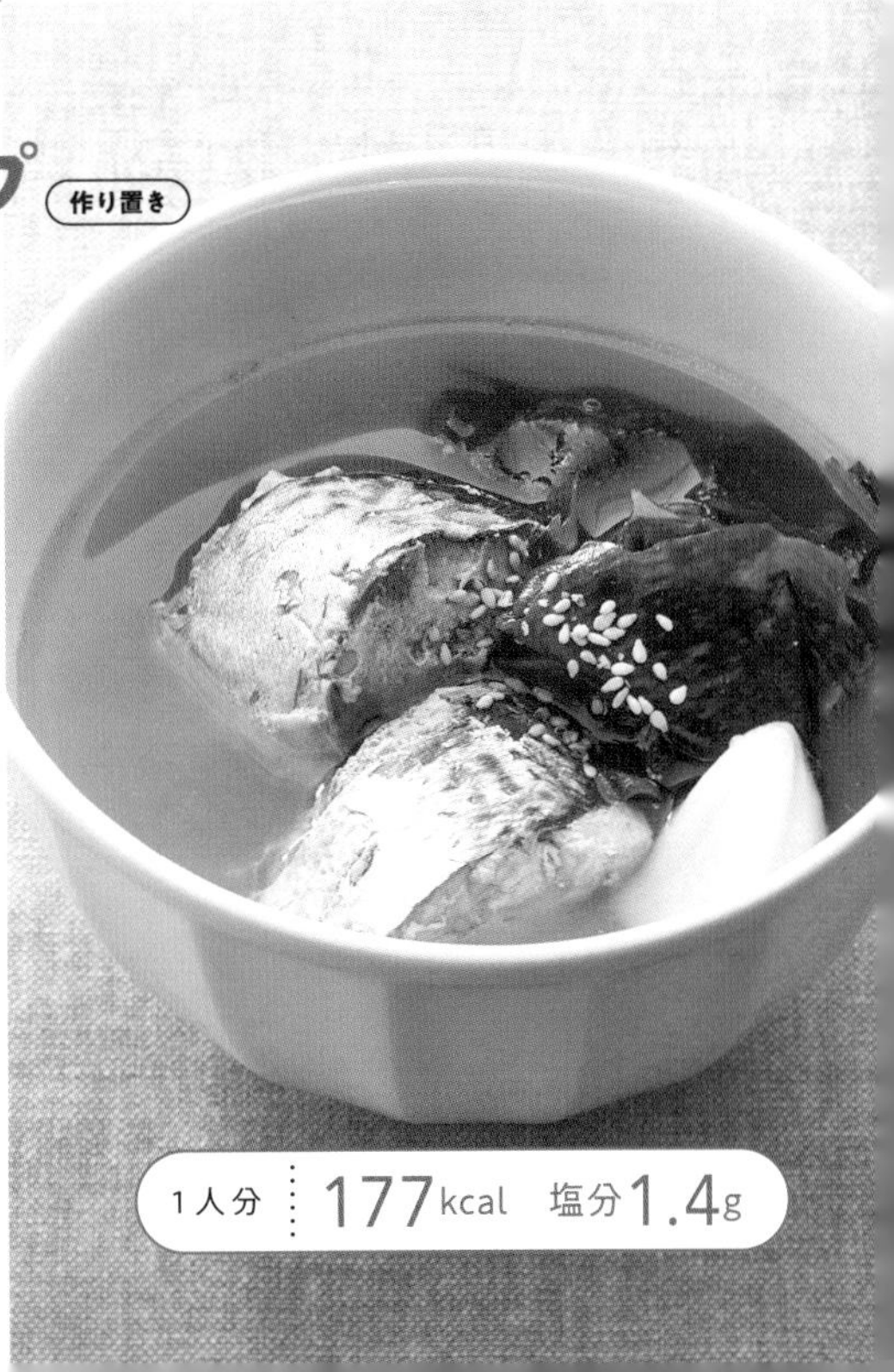

1人分 177kcal 塩分1.4g

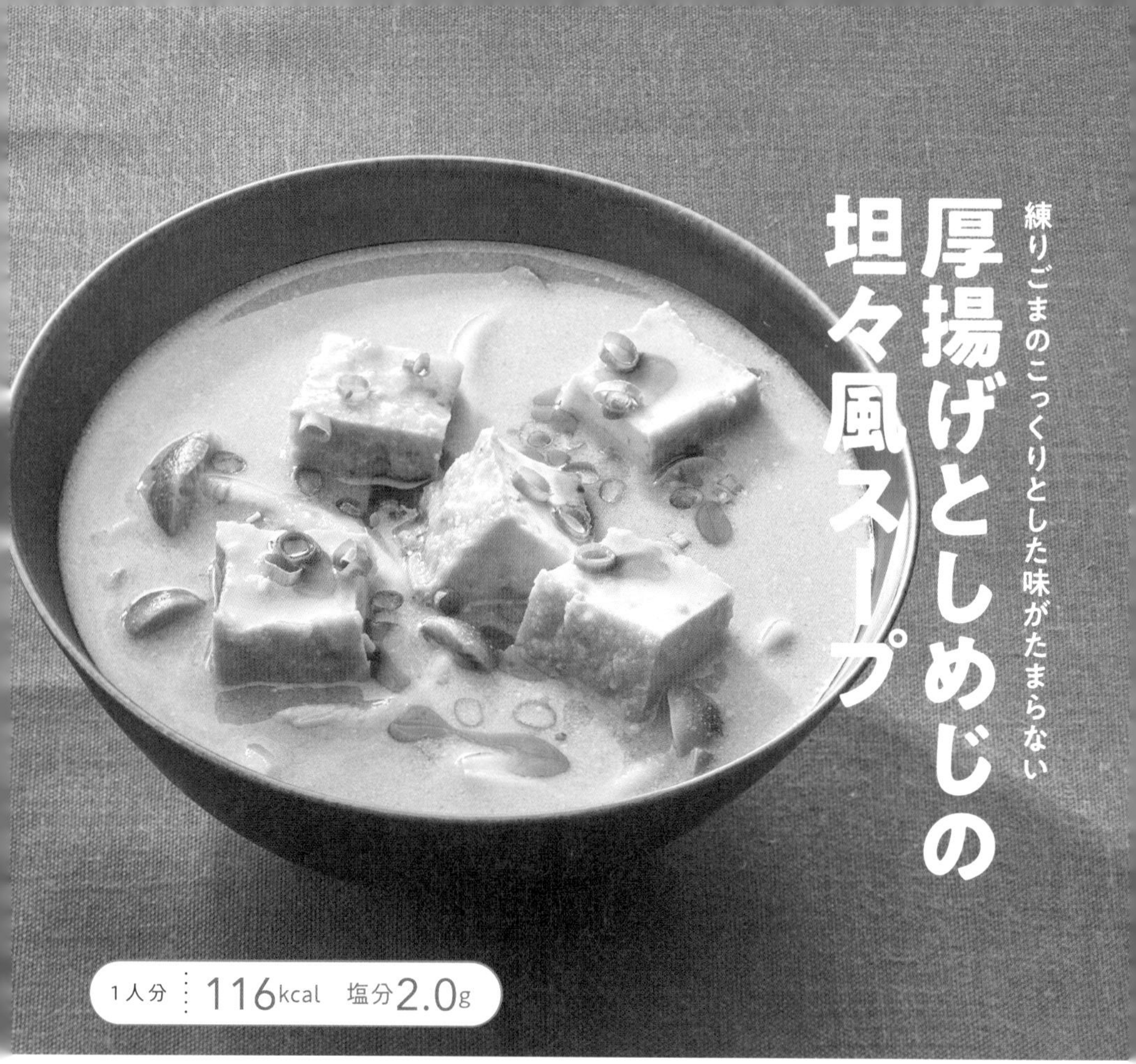

練りごまのこっくりとした味がたまらない

厚揚げとしめじの坦々風スープ

1人分 116kcal 塩分2.0g

材料（2人分）

厚揚げ……$\frac{1}{2}$枚
しめじ……50g
顆粒鶏ガラスープの素……小さじ1
片栗粉……大さじ1
A［白練りごま……小さじ2
　 みそ……大さじ1
万能ねぎ（小口切り）・ラー油……各少々

ワンポイント

厚揚げの代わりに豆腐や油揚げ、しめじの代わりにお好みのきのこでもおいしく食べられます！

作り方

① 厚揚げは2cm角に切る。しめじは石づきを落としてほぐす。

② 鍋に水400ml、鶏ガラスープの素、①を入れて中火にかける。煮立ったら火を弱め混ぜ合わせたAをスープでのばしながら加えて混ぜる。

③ 片栗粉を倍量の水で溶き、②に加えて混ぜながらとろみがつくまで煮る。器に盛り万能ねぎを散らして、ラー油を回しかける。

酸味がきいた大人味

トマトとにんにくのスープ

作り置き

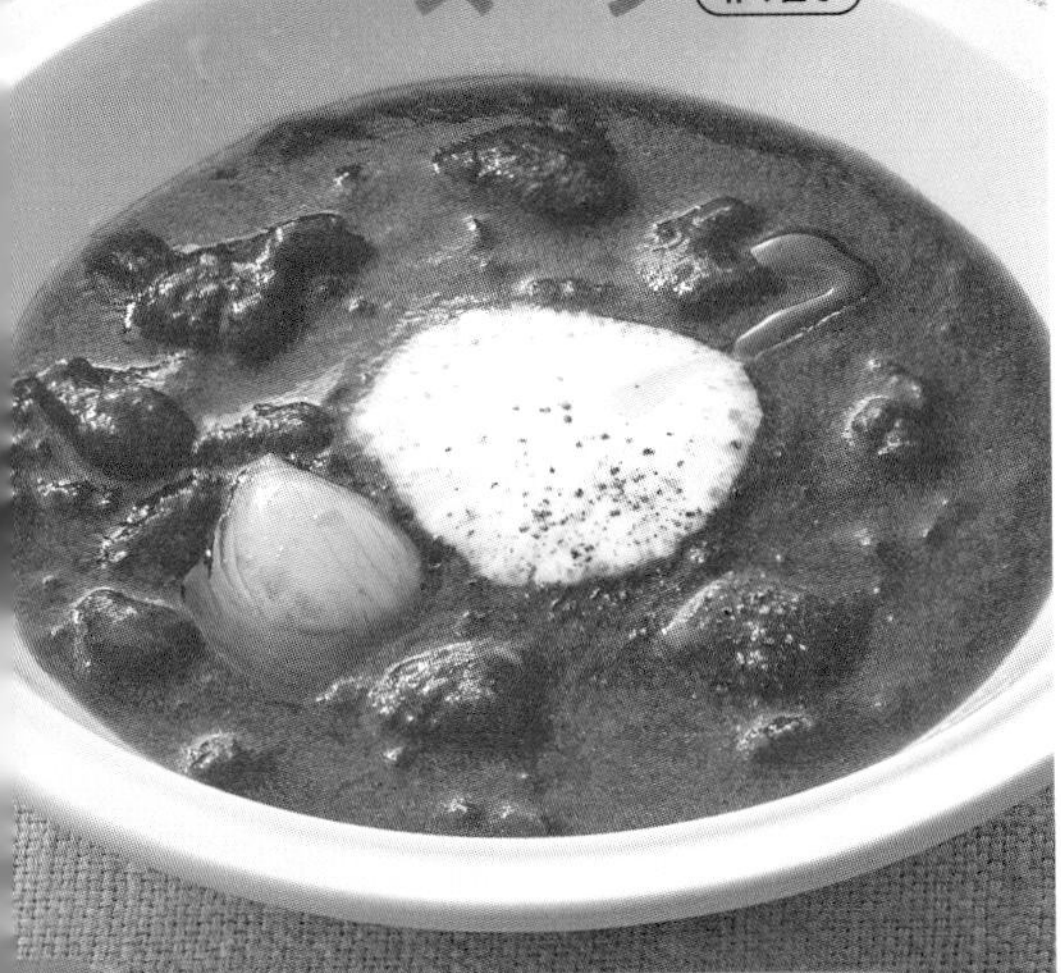

1人分 142kcal 塩分1.9g

材料（2人分）

トマト水煮缶……1缶（400g）
にんにく……2片
A［顆粒鶏ガラスープの素……小さじ2
　塩……少々　みりん……大さじ1
　水……100ml］
オリーブオイル……大さじ1
プレーンヨーグルト（無糖）……大さじ2
粗びき黒こしょう……少々

作り方

① にんにくはつぶす。鍋にオリーブオイル、にんにくを入れて弱火にかけ、1分ほど香りが立つまでじっくりと熱する。

② トマト缶、Aを加えて中火にし、煮立ったら火を弱め10分ほど煮る。

③ 器に盛り、ヨーグルト、オリーブオイル小さじ2（分量外）をかけ、黒こしょうをふる。

まいたけを炒めてコクアップ

トマトときのこのオイスタースープ

作り置き

材料（2人分）

トマト……1/2個　**まいたけ**……40g
しょうが（すりおろし）……1/3かけ分
A［オイスターソース・みりん……各小さじ2
　水……400ml］
ごま油……小さじ2
万能ねぎ（小口切り）……少々

作り方

① トマトはくし形切りにする。まいたけはほぐす。

② 鍋にごま油、しょうが、まいたけを入れて弱火にかけ、1分ほど炒める。トマト、Aを加えて中火にし、煮立ったら火を弱め3分ほど煮る。器に盛り、万能ねぎを散らす。

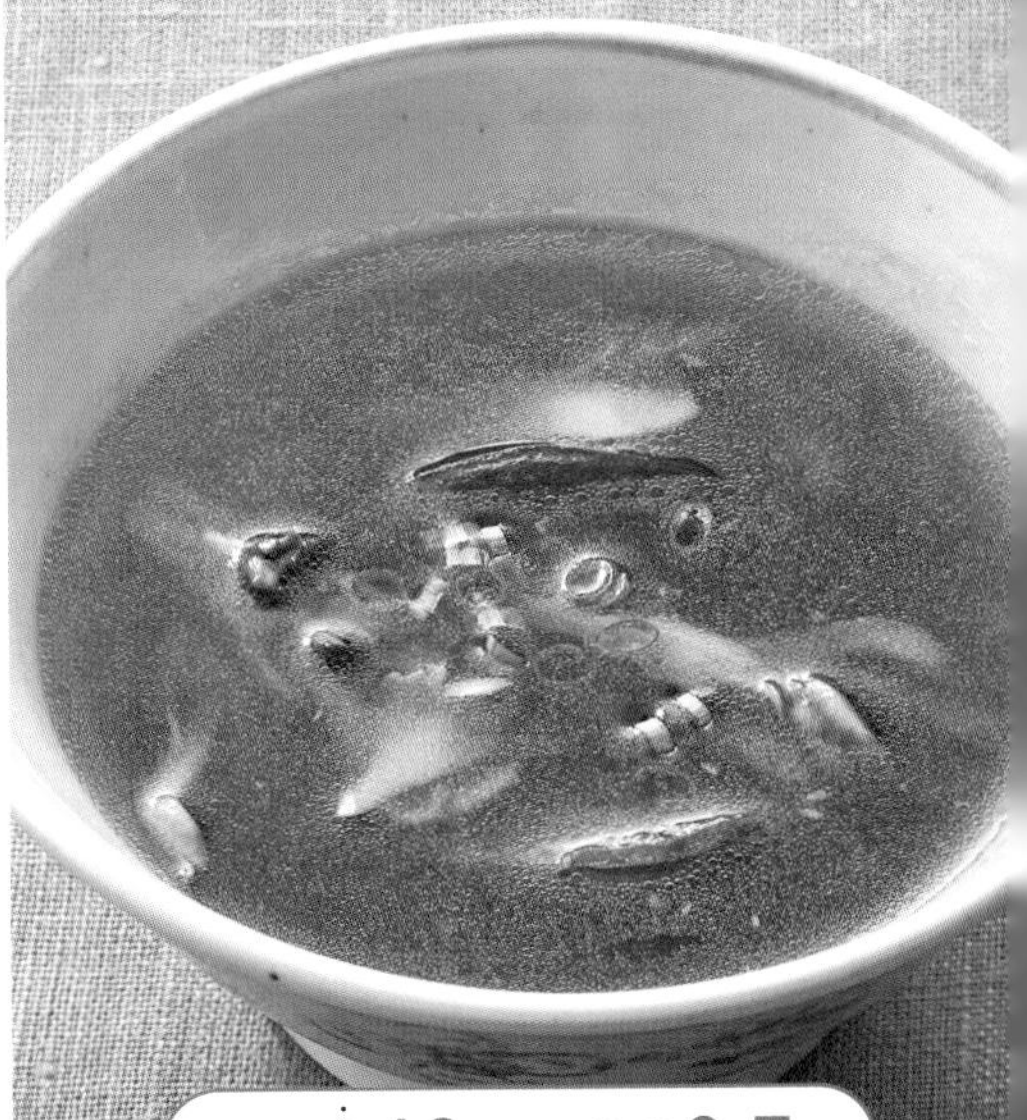

1人分 68kcal 塩分0.7g

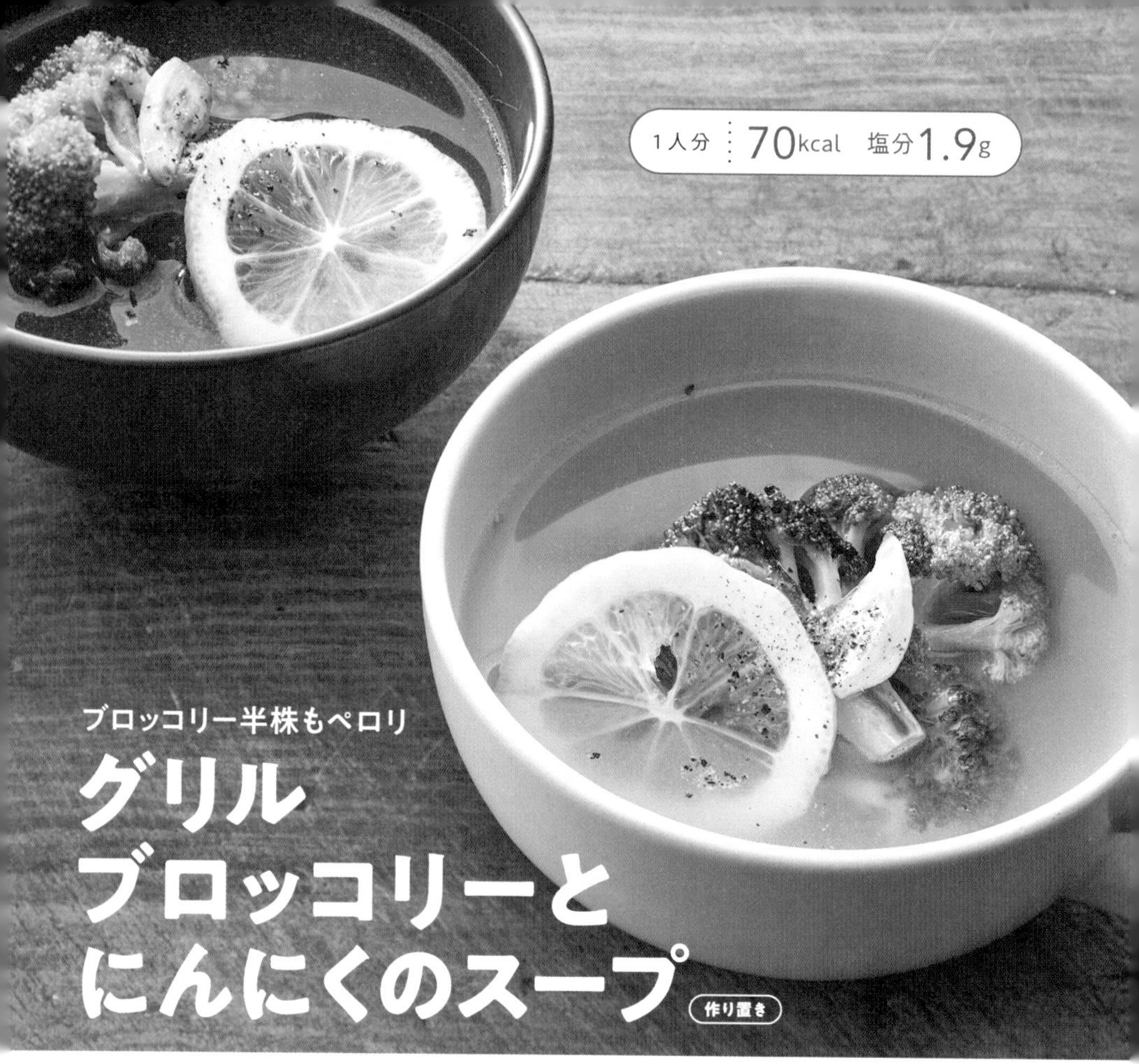

1人分　70kcal　塩分1.9g

ブロッコリー半株もペロリ

グリル ブロッコリーと にんにくのスープ

作り置き

材料（2人分）

ブロッコリー……$\frac{1}{2}$株
にんにく（薄切り）……1片分
塩……少々
顆粒鶏ガラスープの素……小さじ2
オリーブオイル……小さじ2
レモン（薄切り）……2枚
粗びき黒こしょう……少々

ワンポイント

ブロッコリーは焼くことで風味がよりアップ。レモンの酸味でさっぱり食べやすくなります！

作り方

① ブロッコリーは小房に分ける。

② 鍋にオリーブオイル、にんにくを入れて弱火にかけ、1分ほど炒める。香りが立ったらにんにくを取り出す。

③ 同じ鍋にブロッコリーを加え、塩をふり中火で軽く焼き色がつくまで焼く。水400ml、鶏ガラスープの素を加え、煮立ったら②のにんにくを戻し入れ、火を弱め5分ほど煮る。器に盛り、レモンを添え、黒こしょうをふる。

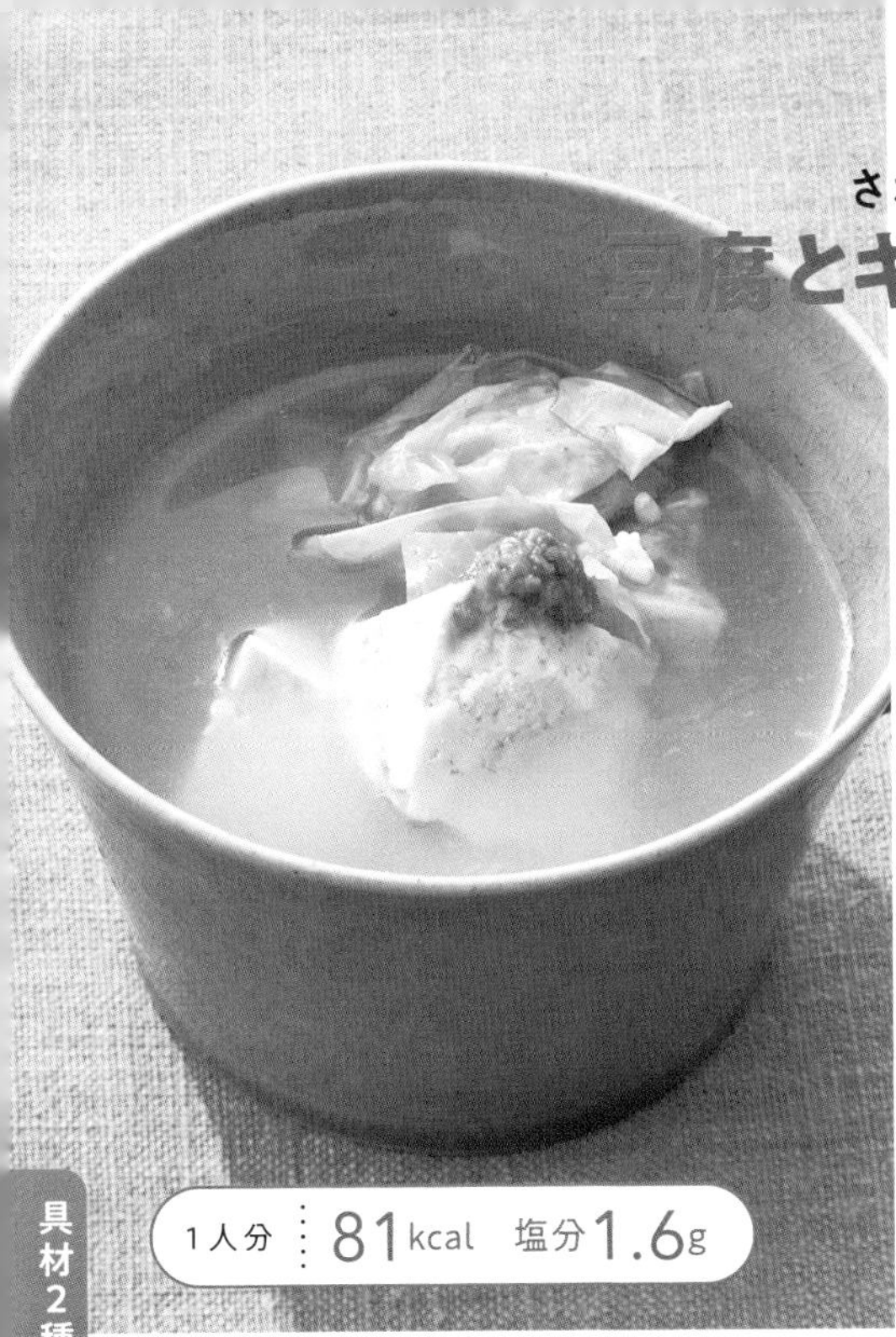

さわやかな風味のゆずこしょうが決め手

豆腐とキャベツの塩麹スープ

作り置き

材料（2人分）

絹ごし豆腐……$\frac{1}{2}$丁
キャベツ……葉小1枚（50g）
しょうが（すりおろし）……少々
A
- 塩麹……小さじ2
- 顆粒鶏ガラスープの素……小さじ1
- 水……400ml

ごま油……小さじ1　ゆずこしょう……少々

作り方

① 豆腐、キャベツはともにひと口大に切る。

② 鍋にごま油、しょうが、キャベツを入れて弱火にかけ、1分ほど炒める。A、豆腐を加え、中火にして煮立ったら火を弱め5分ほど煮る。器に盛り、ゆずこしょうを添える。

1人分　81kcal　塩分1.6g

シンプルでも薬味の香りで満足感アップ

豆腐ともずくのスープ

作り置き

材料（2人分）

木綿豆腐……$\frac{1}{2}$丁
生もずく……40g
昆布だし……400ml
削り節……4g
しょうゆ……小さじ1
塩……小さじ$\frac{1}{2}$
しょうが（せん切り）……少々

作り方

① 豆腐は食べやすい大きさに切る。

② 鍋に昆布だし、削り節を入れて中火にかける。煮立ったら豆腐、もずく、しょうゆ、塩を加え、再度煮立ったら火を止める。器に盛り、しょうがを添える。

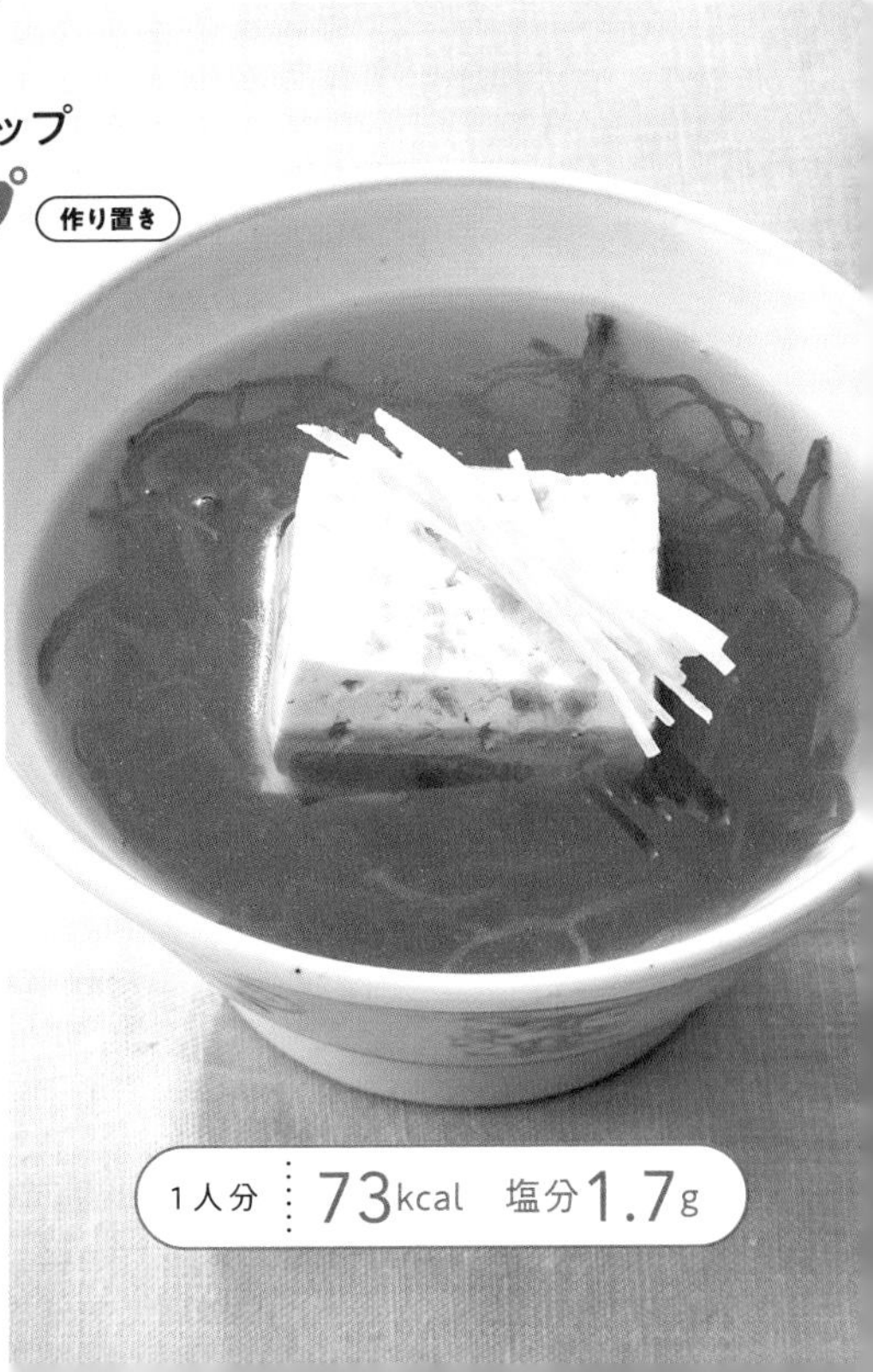

1人分　73kcal　塩分1.7g

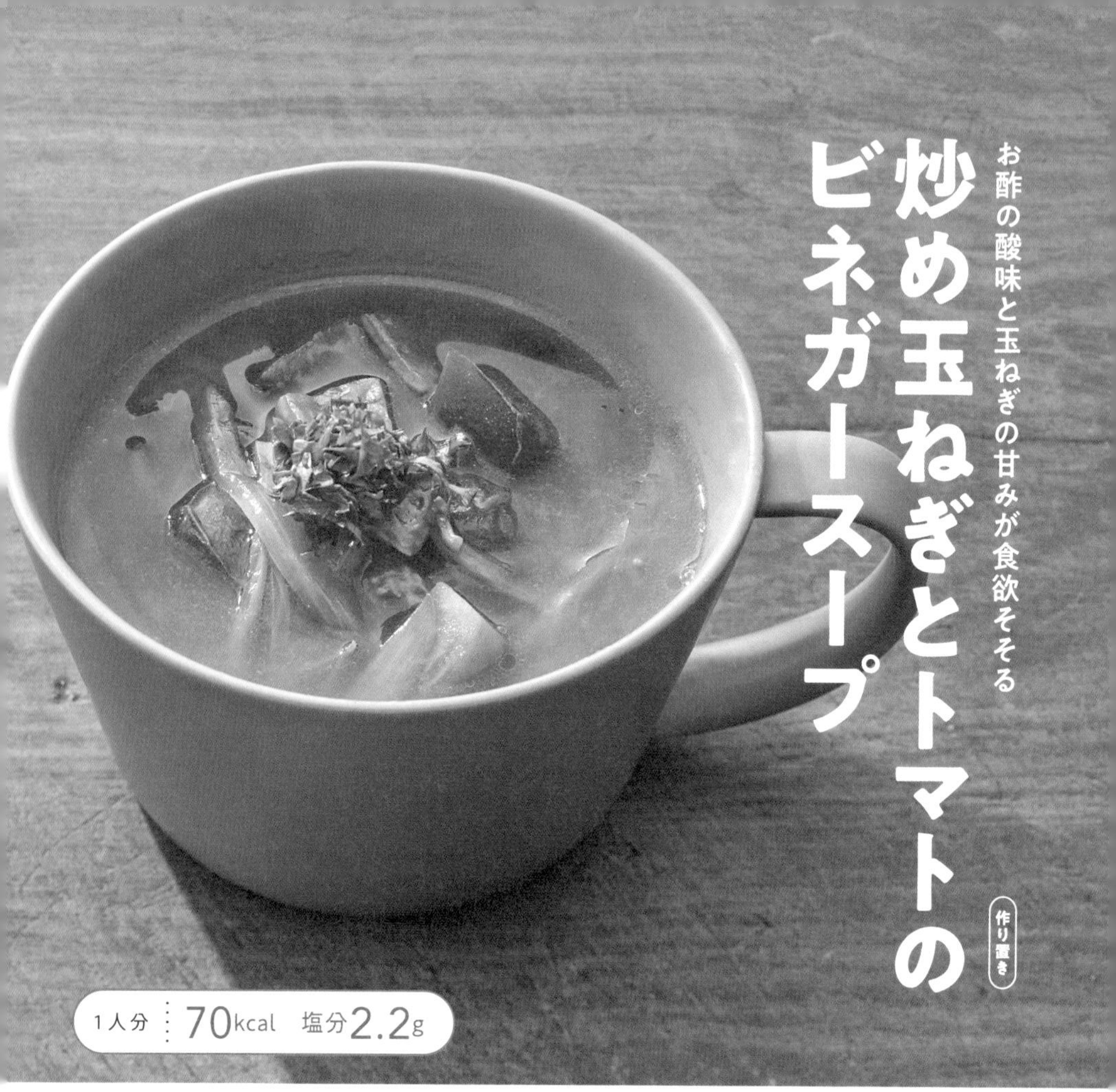

お酢の酸味と玉ねぎの甘みが食欲そそる

炒め玉ねぎとトマトのビネガースープ

作り置き

1人分　70kcal　塩分2.2g

材料（2人分）

玉ねぎ……1/4個　**トマト**……1/2個
牛乳……大さじ1
A
- 顆粒鶏ガラスープの素……小さじ2
- しょうゆ・酢……各小さじ1
- 水……400ml

オリーブオイル……小さじ2
パセリ（みじん切り）……少々

ワンポイント

大さじ1の牛乳がポイント。トマトとお酢の酸味にまろやかさが加わってグッド！

作り方

1. 玉ねぎは薄切りにする。トマトは1cm角に切る。
2. 鍋にオリーブオイル、玉ねぎを入れ、玉ねぎがキツネ色になるまで中火で3分ほど炒める。**A**、トマトを加え、煮立ったら火を弱め5分ほど煮る。
3. 牛乳を加え、再度煮立ったら火を止める。器に盛り、パセリを散らす。

“酸っぱ辛い”がおいしい

トマトときのこの酸辣湯

作り置き

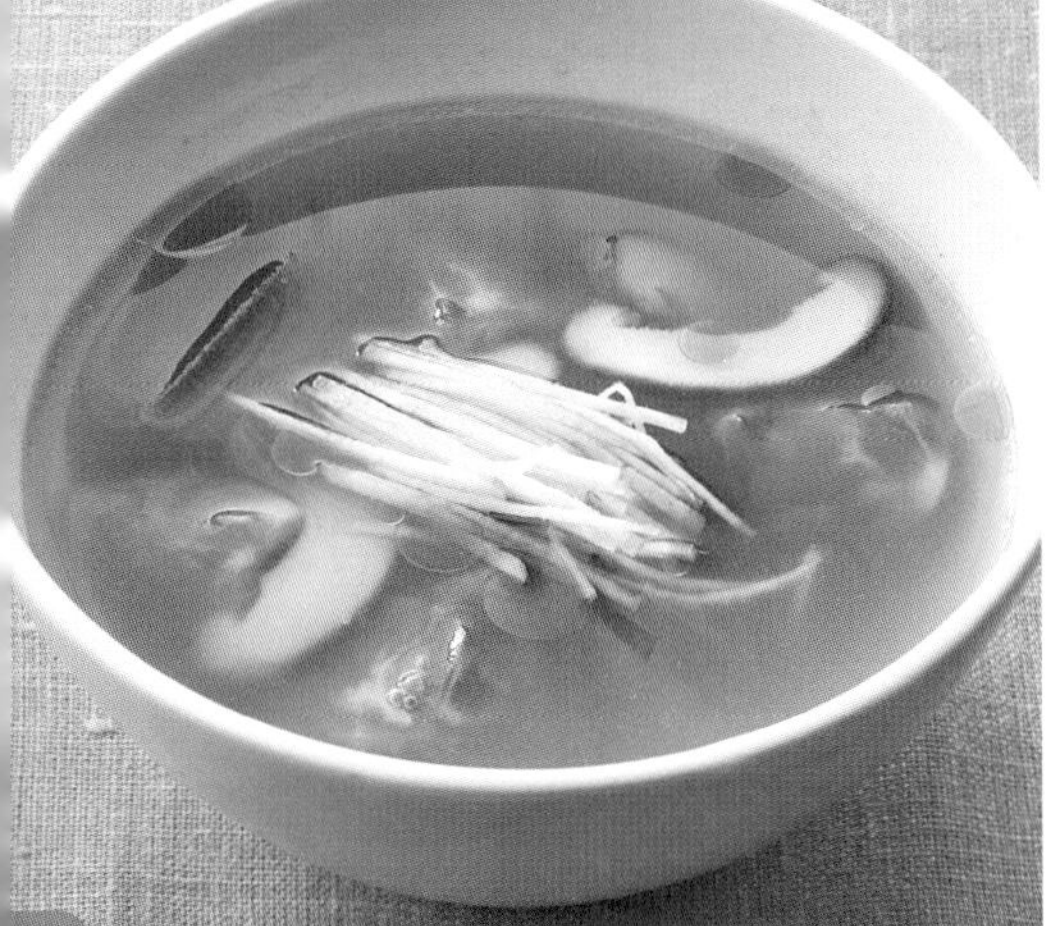

1人分　50kcal　塩分1.5g

材料（2人分）

トマト……$\frac{1}{2}$個
しいたけ……1個
ごま油……小さじ1
A
- 顆粒鶏ガラスープの素……小さじ1と$\frac{1}{2}$
- しょうゆ・酢…………各小さじ$\frac{1}{2}$
- 水……400ml

しょうが（せん切り）・ラー油……各少々

作り方

1. トマトはひと口大に切る。しいたけは薄切りにする。
2. 鍋にごま油、しいたけを入れて弱火にかけ、1分ほど炒める。トマト、Aを加えて中火にし、煮立ったら火を弱め3分ほど煮る。
3. 器に盛り、しょうがを添えてラー油を回しかける。

具材2種スープ

ラーメン好きはやみつき間違いなし

焦がししょうゆのわかめスープ

作り置き

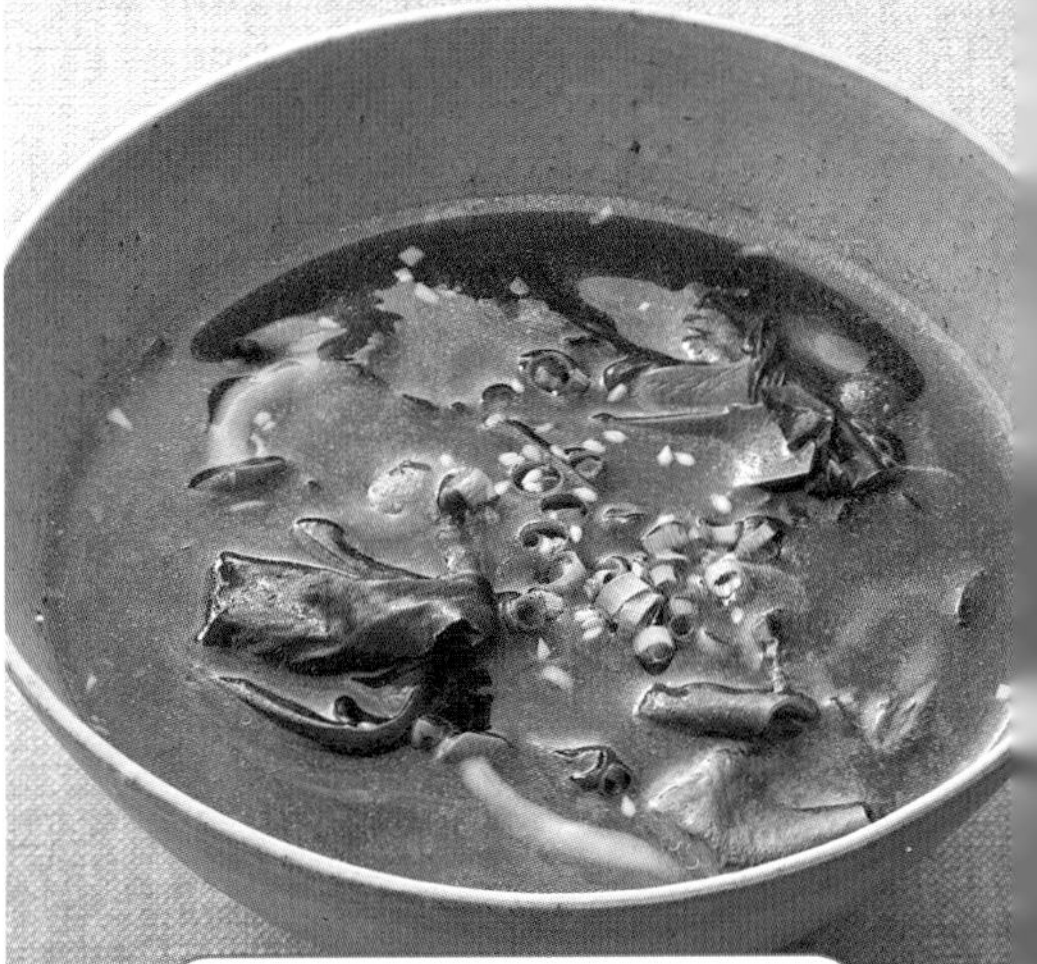

1人分　40kcal　塩分1.6g

材料（2人分）

わかめ（乾燥）……2g
しめじ……50g
にんにく（みじん切り）……1片分
しょうゆ……大さじ1
ごま油……小さじ1
万能ねぎ（小口切り）・白いりごま……各少々

作り方

1. わかめは水で戻す。しめじは石づきを落としてほぐす。
2. 鍋にごま油、しめじ、にんにくを入れて弱火にかけ、1分ほど炒める。香りが立ったら中火にし、しょうゆを加えて少し焦げるくらいまで水けを飛ばす。水400ml、わかめを加え、煮立ったら火を弱め3分ほど煮る。器に盛り、万能ねぎ、ごまを散らす。

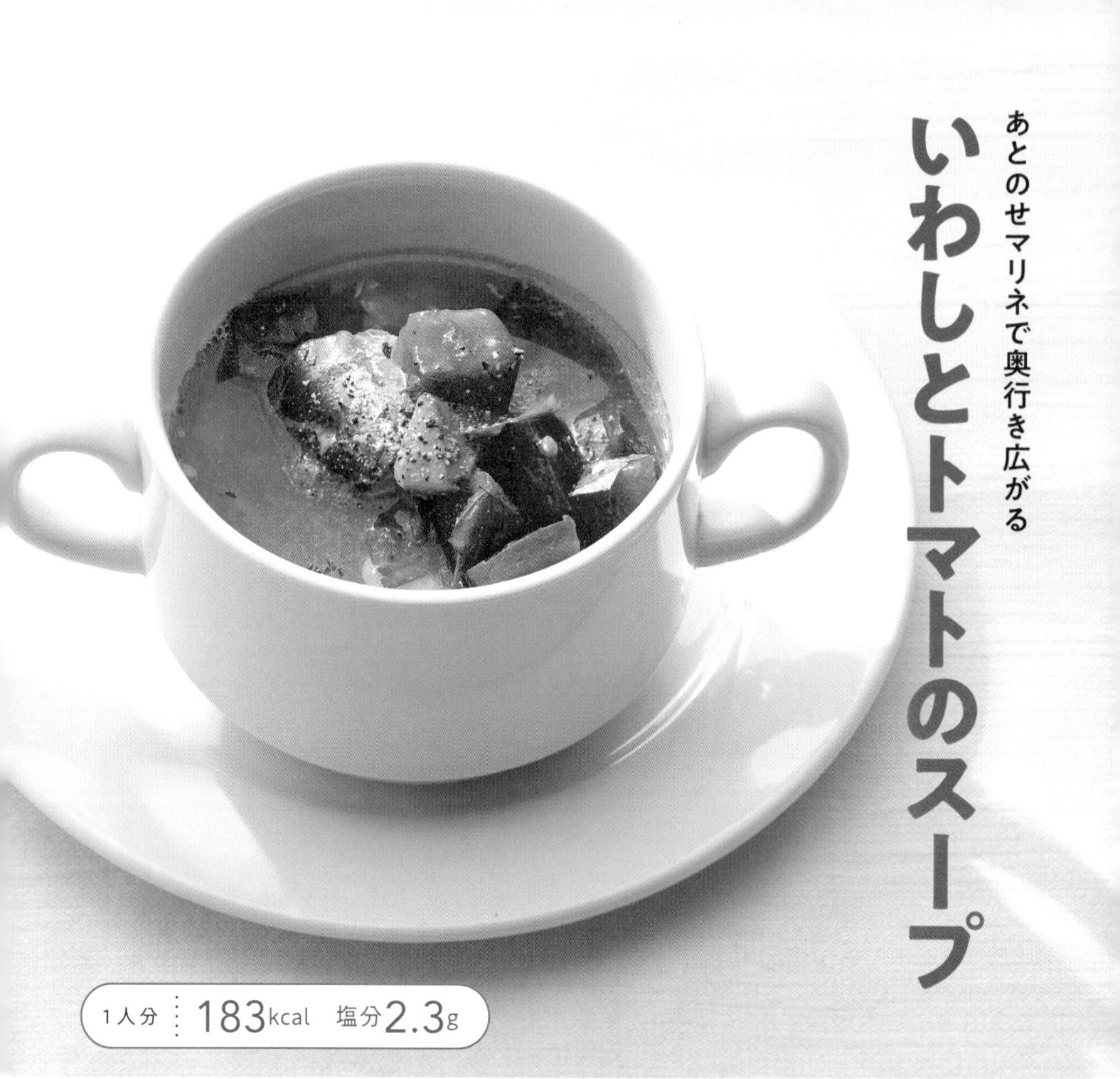

あとのせマリネで奥行き広がる

いわしとトマトのスープ

1人分　183kcal　塩分2.3g

材料（2人分）

いわし水煮缶……1缶（缶汁含む）
トマト……1/2個
にんにく（みじん切り）……1/2片分
A［顆粒鶏ガラスープの素……小さじ2
　 酢……小さじ1
　 水……400ml］
粗びき黒こしょう……少々

〈トマトのマリネ〉
トマト……1/2個　青じそ……1枚
酢……小さじ1/2
オリーブオイル……小さじ1/2

作り方

1. トマト、青じそは1cm角に切り、にんにくはみじん切りにする。
2. 鍋ににんにく、いわし缶、トマト1/2個分、Aを加え中火にかけ、煮立ったら火を弱め5分ほど煮て火を止める。
3. トマト1/2個分と青じそはオリーブオイルと酢であえる（トマトのマリネ）。
4. ②を器に盛り、③をかけ、黒こしょうをふる。

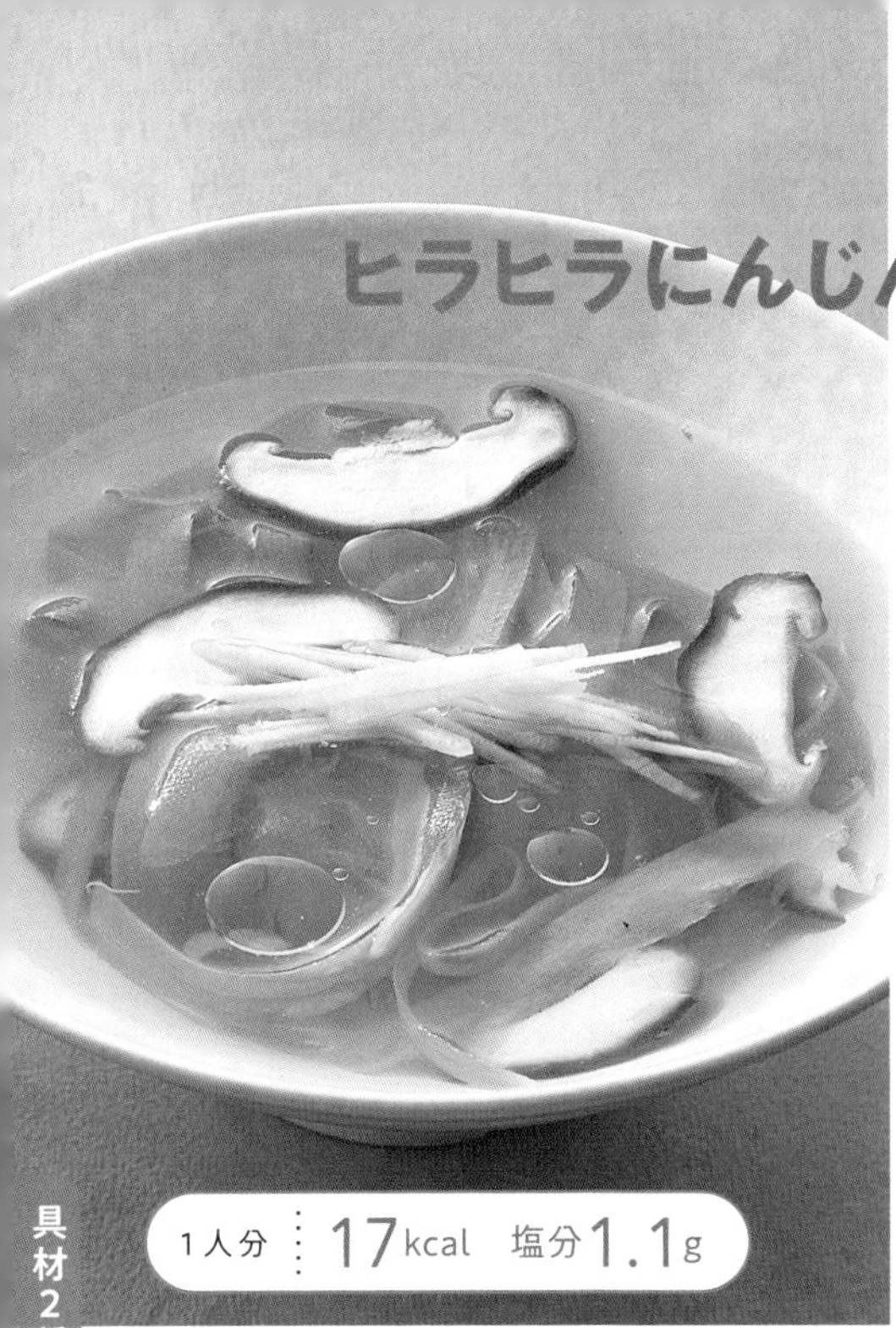

平打ちめんのような見た目が楽しい

ヒラヒラにんじんとしいたけのスープ

作り置き

1人分　17kcal　塩分1.1g

材料（2人分）

にんじん……1/4本
しいたけ……1個
白だし（市販）……大さじ1
しょうが（せん切り）……1/2かけ分
オリーブオイル……少々

作り方

① にんじんはピーラーで薄切りにする。しいたけは石づきを落とし、薄切りにする。

② 鍋にオリーブオイル以外のすべての材料、水400mlを入れて中火にかけ、煮立ったら火を弱める。

③ にんじんがやわらかくなったら火を止めて器に盛り、オリーブオイルを回しかける。

北海道の郷土料理を缶詰で

鮭とにんじんの三平汁

作り置き

材料（2人分）

鮭水煮缶……1/2缶（缶汁含む）
にんじん……1/4本
白だし（市販）……大さじ1
だし汁……400ml
しょうが（すりおろし）……1/2かけ分
万能ねぎ（小口切り）……少々

作り方

① にんじんは3cm長さの短冊切りにする。

② 鍋に万能ねぎ以外のすべての材料を入れて中火にかけ、煮立ったら火を弱め5分ほど煮る。

③ 器に盛り、万能ねぎを散らす。

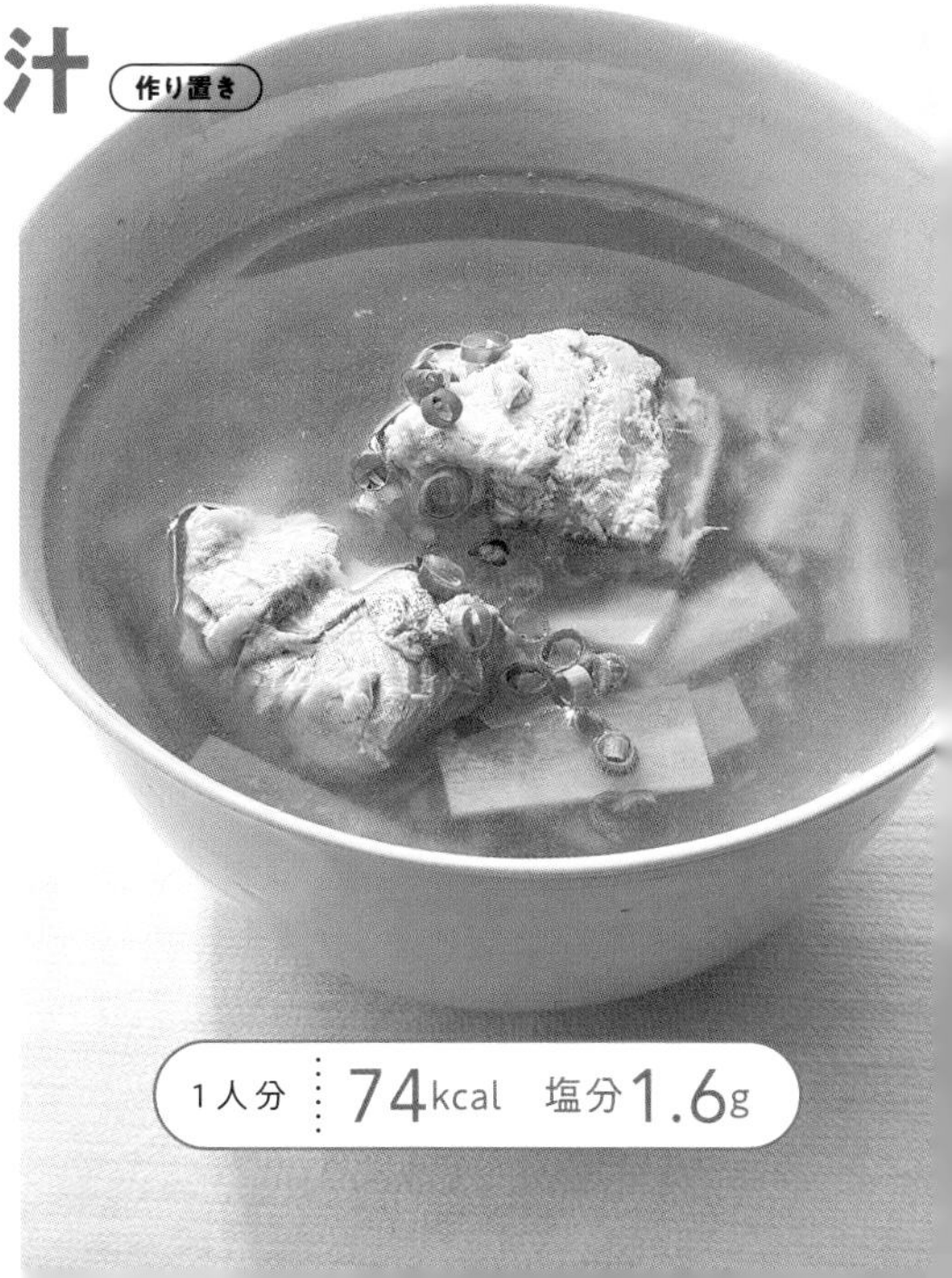

1人分　74kcal　塩分1.6g

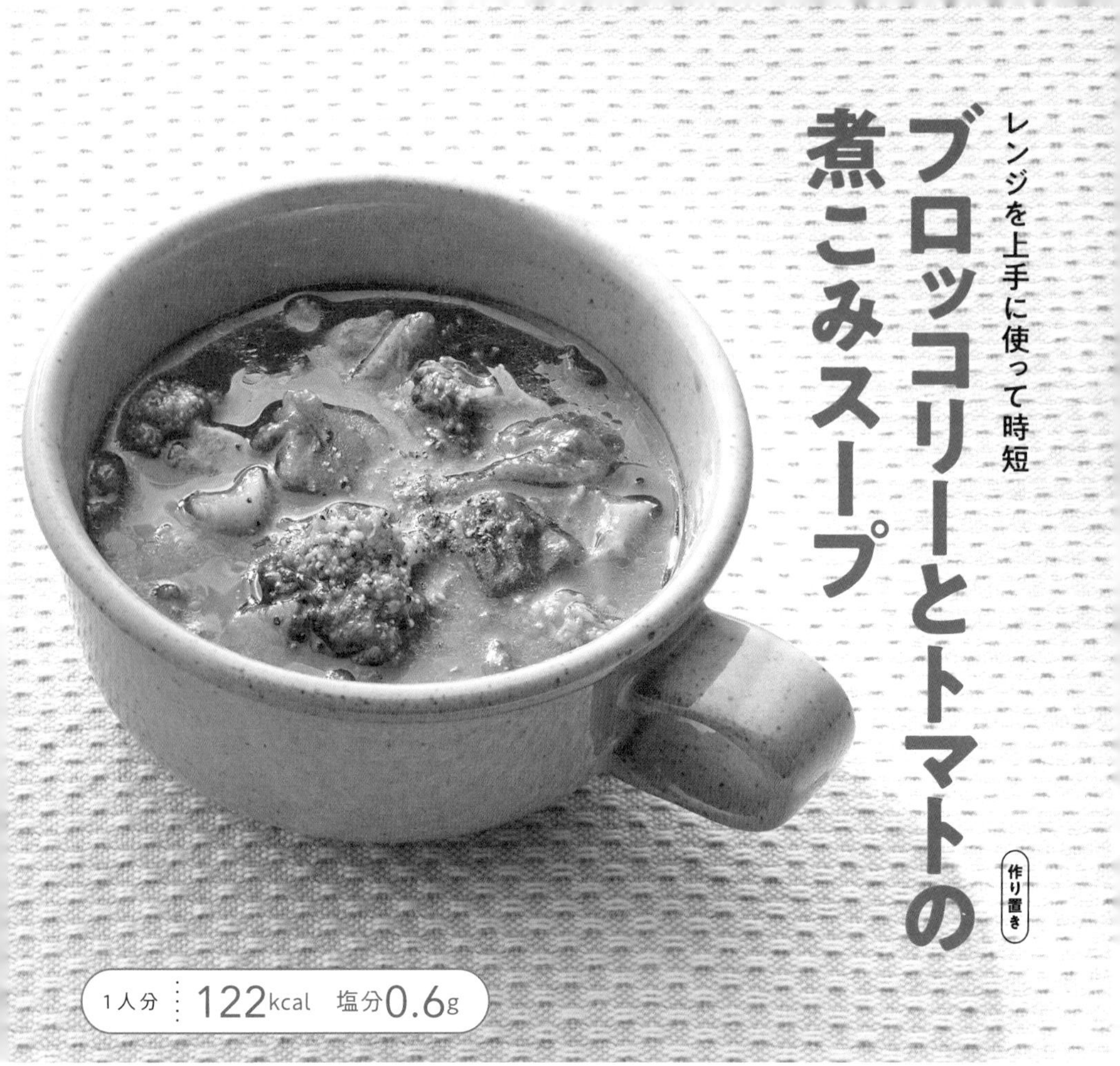

レンジを上手に使って時短

ブロッコリーとトマトの煮こみスープ

作り置き

1人分　122kcal　塩分0.6g

材料（2人分）

ブロッコリー……1/2株
トマト水煮缶……1/2缶（200g）
にんにく……1片
A
- みそ……小さじ1
- みりん……小さじ2
- 昆布だし……200ml

オリーブオイル……大さじ1
粗びき黒こしょう……少々

ワンポイント
トマトは西洋野菜ですが、 みそやみりんなど和の調味料を使うと、とてもなじみ深い味になります!

作り方

1. ブロッコリーは小さめの小房に分ける。にんにくはつぶす。耐熱容器にブロッコリー、にんにくを入れてふんわりとラップをかけ、600Wの電子レンジで1分30秒加熱する。
2. 鍋にトマト缶、A、オリーブオイル、①を入れて中火にかける。煮立ったら火を弱め10分ほど煮る。器に盛り、黒こしょうをふる。

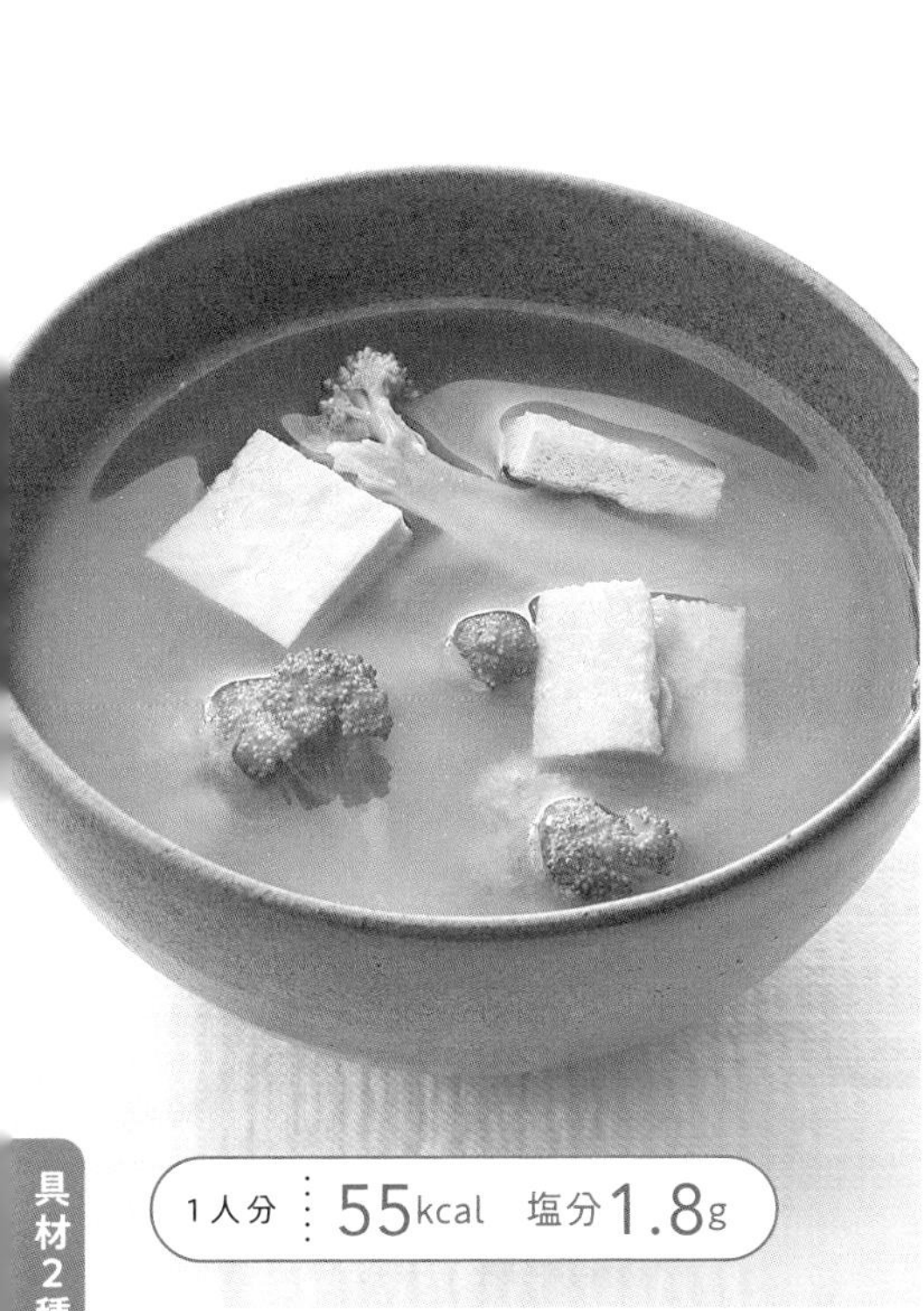

1人分 55kcal 塩分1.8g

みそ汁にブロッコリーも意外と◎

ブロッコリーと油揚げのみそ汁

材料（2人分）

ブロッコリー（小房）……3個
油揚げ……$\frac{1}{3}$枚
だし汁……350ml
みそ……大さじ1と$\frac{1}{2}$

作り方

① ブロッコリーは縦半分に切る。油揚げは1.5cm角の色紙切りにする。

② 鍋にだし汁、①を入れて中火にかけ、煮立ったら火を弱めブロッコリーがやわらかくなるまで煮る。みそを溶き入れて火を止める。

しょうがと青じそではしが進む

厚揚げとトマトのみそ汁

材料（2人分）

厚揚げ……$\frac{1}{3}$枚
トマト……$\frac{1}{2}$個
だし汁……300ml
みそ……大さじ1と$\frac{1}{2}$
しょうが（すりおろし）……少々
青じそ（せん切り）……1枚分

作り方

① 厚揚げとトマトは、ひと口大に切る。

② 鍋にだし汁を入れて中火にかけ、煮立ったら①を加えて火を弱め2分ほど煮る。

③ みそを溶き入れて火を止める。器に盛り、しょうが、青じそを添える。

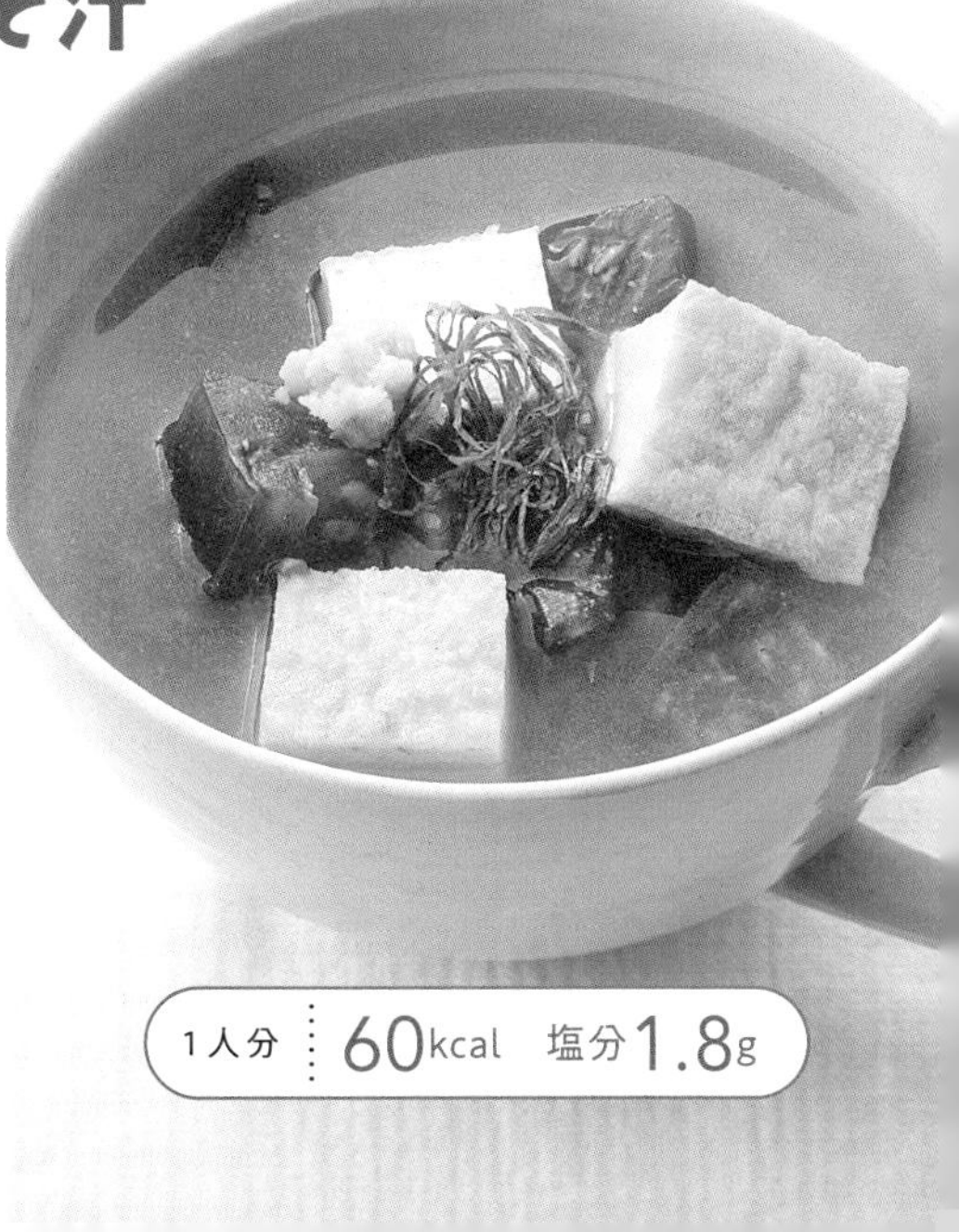

1人分 60kcal 塩分1.8g

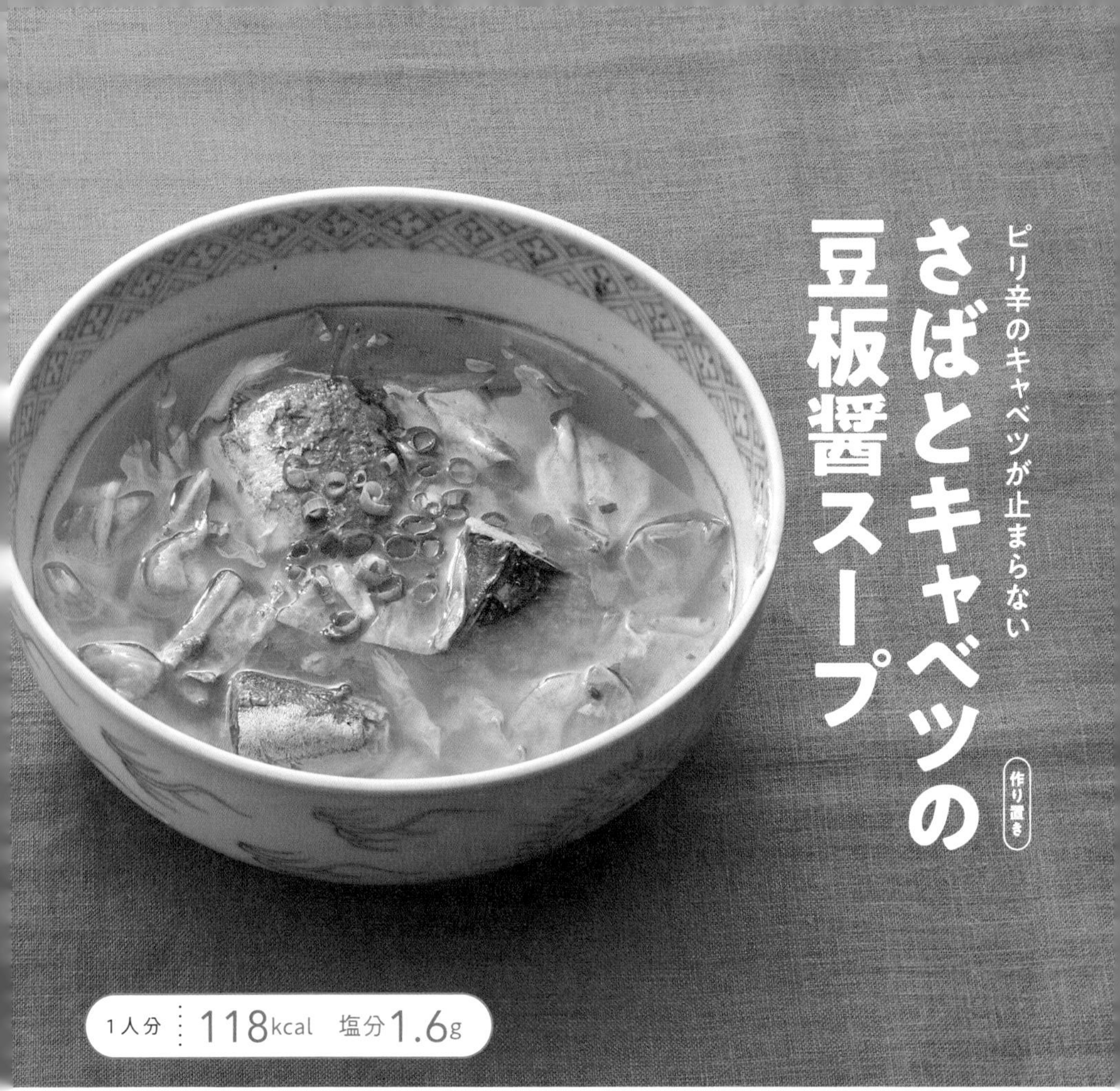

ピリ辛のキャベツが止まらない

さばとキャベツの豆板醤スープ

作り置き

1人分　118kcal　塩分1.6g

材料（2人分）

さば水煮缶……1/2缶（缶汁含む）
キャベツ……葉小1枚（60g）
A［にんにく（みじん切り）……1/2片分
　 豆板醤……小さじ1（お好みで）
みそ……小さじ2
ごま油……小さじ1
万能ねぎ（小口切り）……少々

作り方

① キャベツはひと口大に切る。

② 鍋にごま油、Aを入れて弱火にかけ、香りが立つまで軽く炒める。さば缶、キャベツ、みそ、水400mlを加えて中火にし、煮立ったら火を弱め5分ほど煮る。器に盛り、万能ねぎを散らす。

ワンポイント

さば缶はメーカーによって塩分の濃さにかなり違いがあるので、みその量は味見をして調整してください！

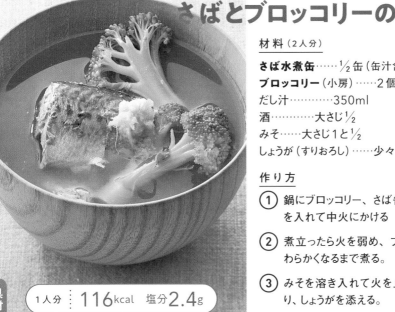

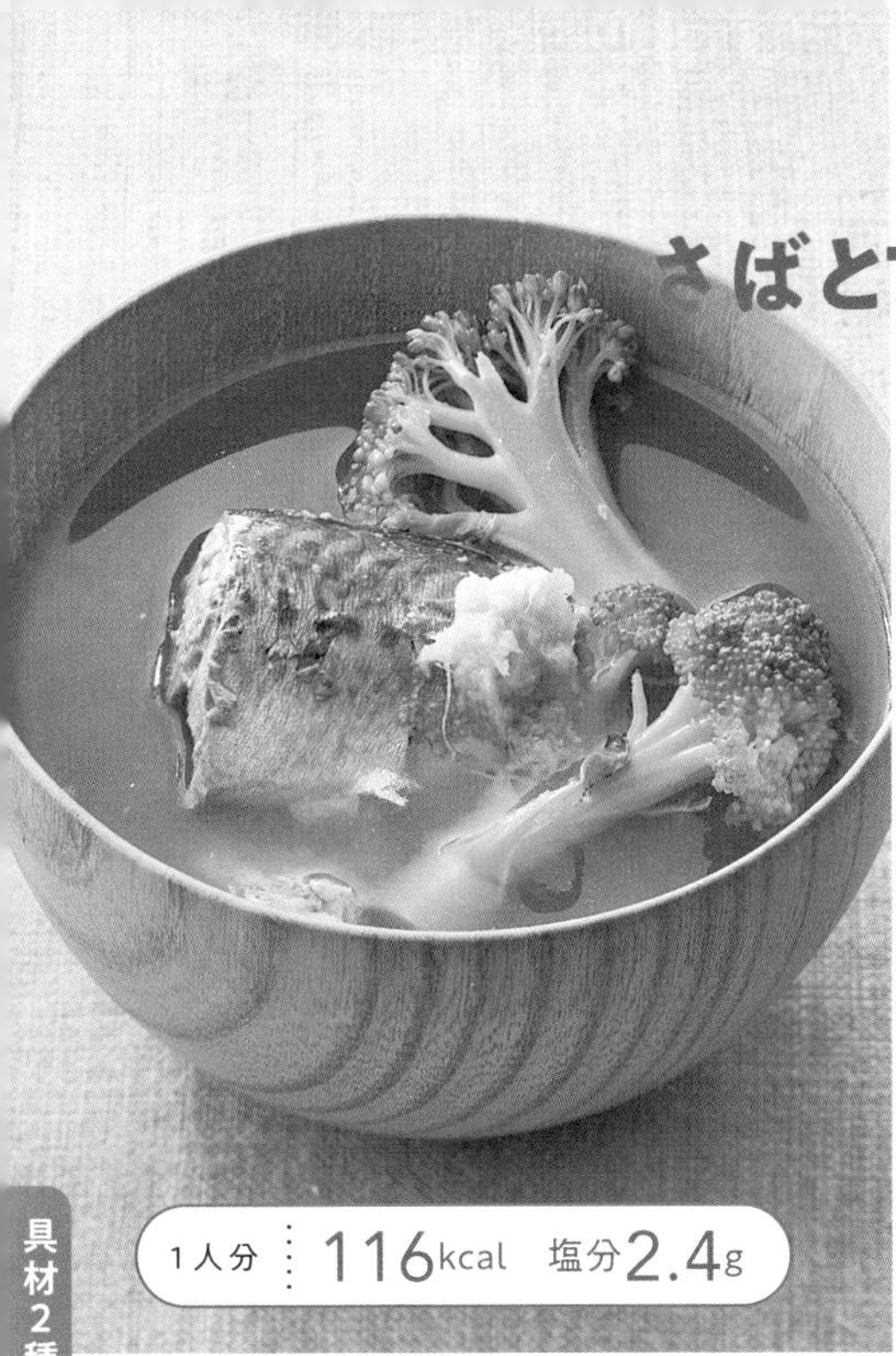

1人分 116kcal 塩分2.4g

食感のコントラストを楽しんで

さばとブロッコリーのみそ汁

材料（2人分）

さば水煮缶……1/2缶（缶汁含む）
ブロッコリー（小房）……2個
だし汁…………350ml
酒…………大さじ1/2
みそ……大さじ1と1/2
しょうが（すりおろし）……少々

作り方

① 鍋にブロッコリー、さば缶、だし汁、酒を入れて中火にかける

② 煮立ったら火を弱め、ブロッコリーがやわらかくなるまで煮る。

③ みそを溶き入れて火を止める。器に盛り、しょうがを添える。

具材2種スープ

いりこだしとまいたけが相性抜群

まいたけと豆腐のみそ汁

材料（2人分）

絹ごし豆腐……1/4丁
まいたけ……1/2パック
いりこだし……350ml
みそ……大さじ1と1/3　酒……大さじ1/2
青じそ（せん切り）……1枚分

作り方

① 豆腐は食べやすい大きさに切る。まいたけはほぐす。

② 鍋にいりこだし、酒、まいたけを入れて中火にかける。煮立ったら豆腐を加え、1分ほど煮る。

③ みそを溶き入れて火を止める。器に盛り、青じそを添える。

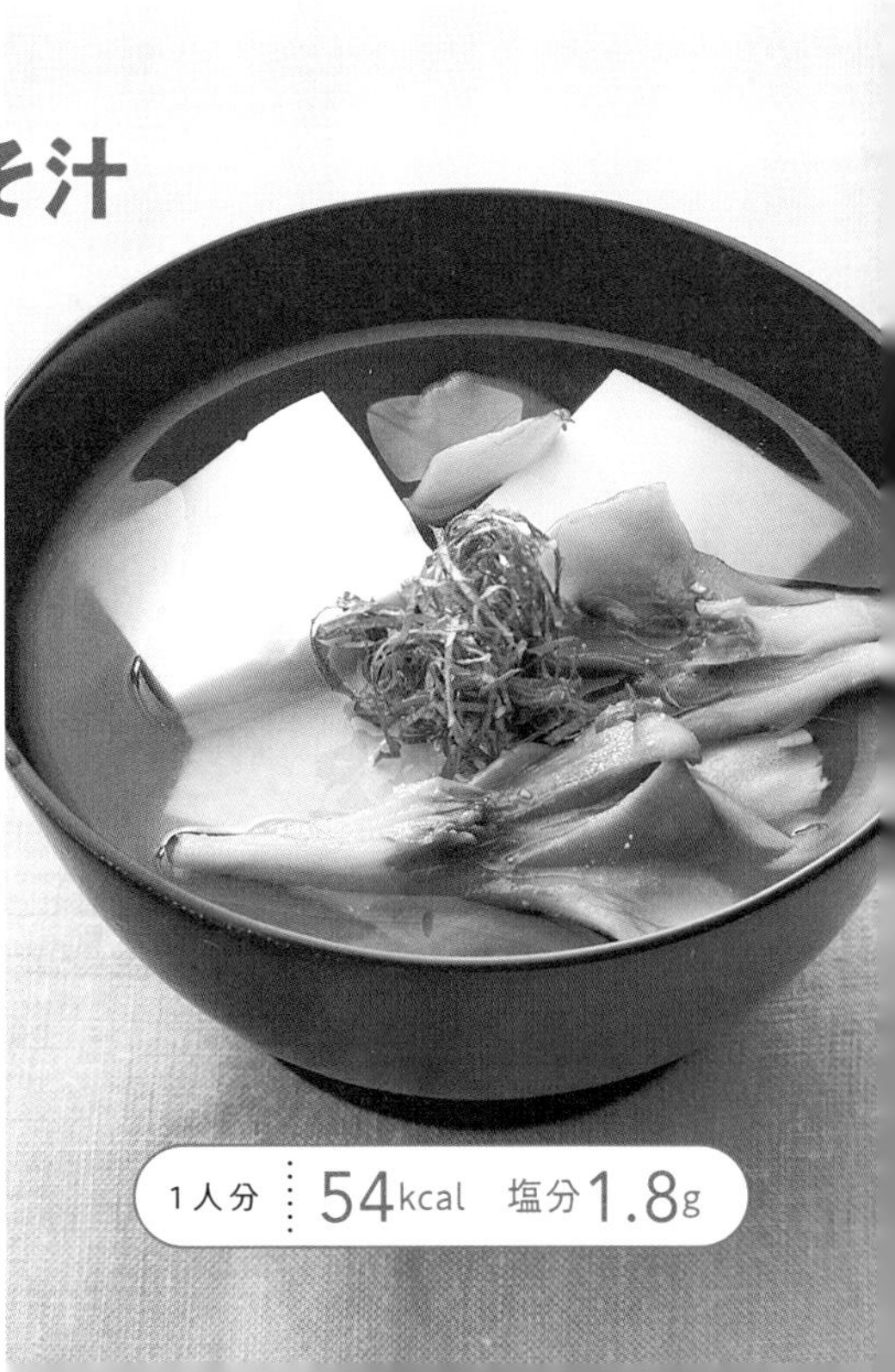

1人分 54kcal 塩分1.8g

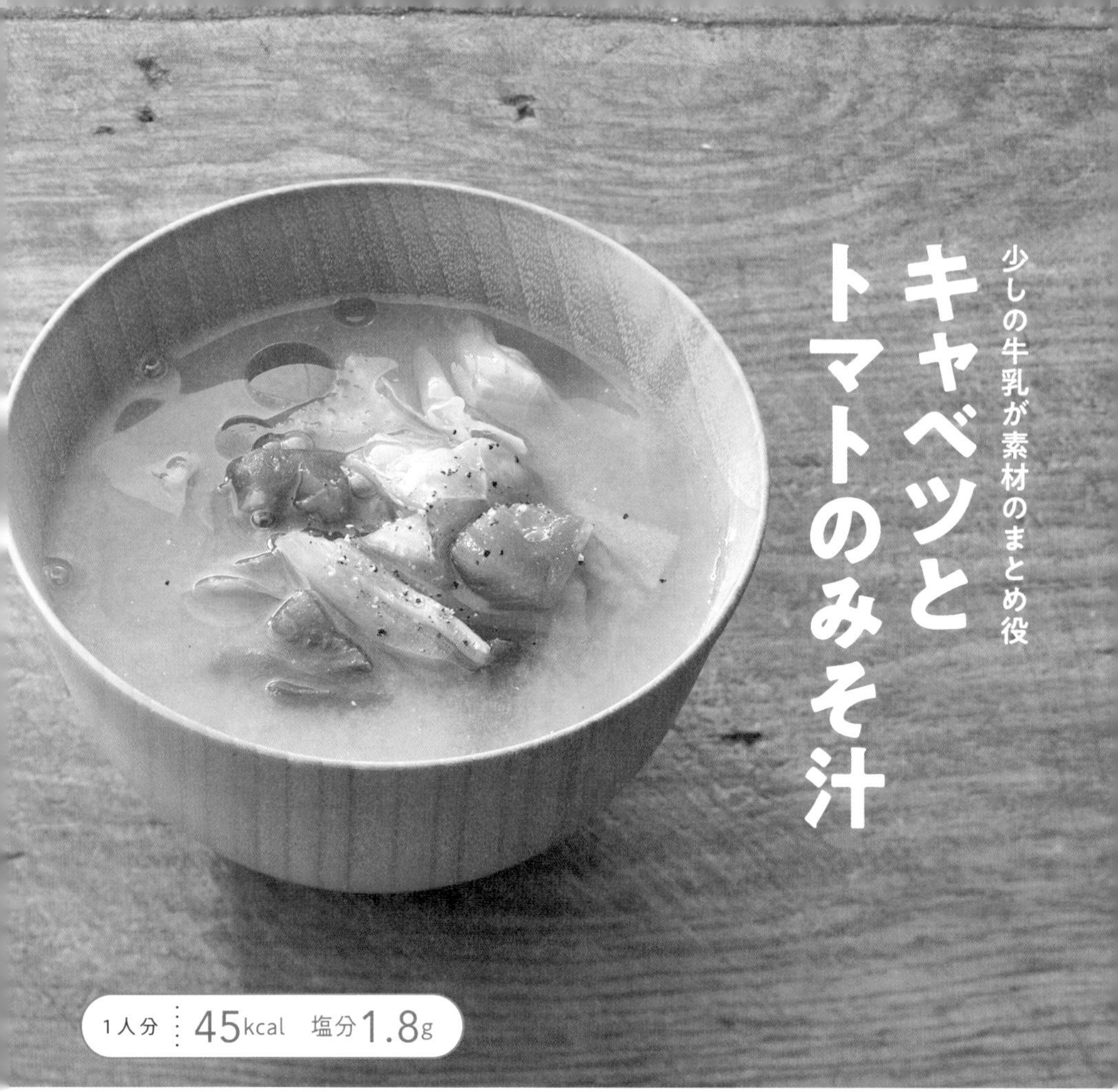

少しの牛乳が素材のまとめ役

キャベツとトマトのみそ汁

1人分 45kcal 塩分1.8g

材料（2人分）

キャベツ……葉小1枚（50g）
トマト……1/4個
顆粒鶏ガラスープの素……小さじ1/2
みそ……大さじ1と1/3
牛乳（または豆乳）……大さじ1
オリーブオイル・粗びき黒こしょう……各少々

ワンポイント

キャベツとオリーブオイルは相性抜群！キャベツを使っているほかのスープにオリーブオイルを好みでまわしかけてもよし。

作り方

① キャベツは1cm幅に切る。トマトは1cm角に切る。

② 鍋に水350ml、鶏ガラスープの素、キャベツを入れて中火にかける。8分ほど煮てキャベツがやわらかくなったらトマト、牛乳を加え、ひと煮立ちさせる。

③ 火を弱めみそを溶き入れて火を止め、器に盛ってオリーブオイルを回しかけ、黒こしょうをふる。

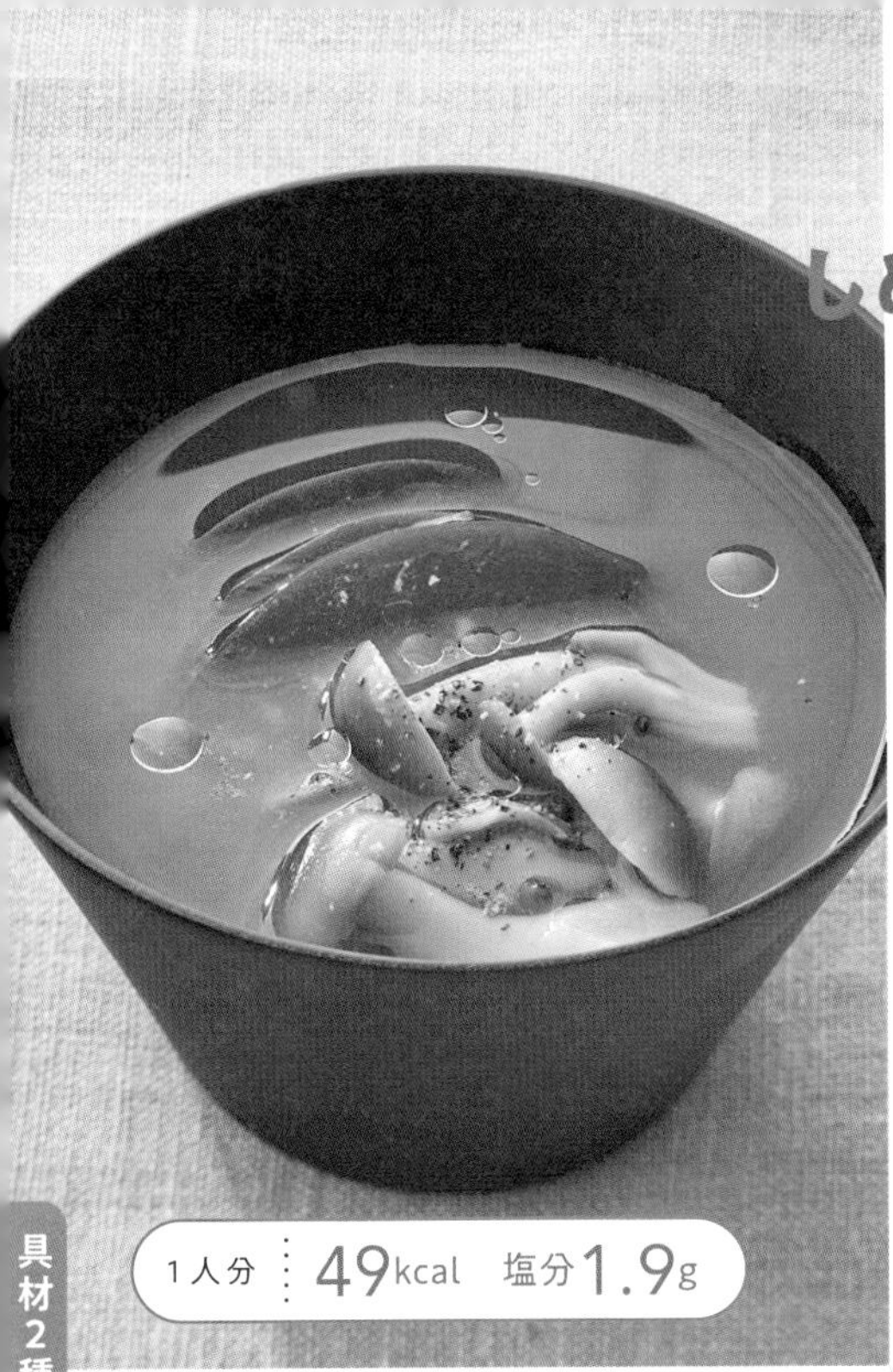
1人分 49kcal 塩分1.9g

オリーブオイルとこしょうが決め手

しめじとトマトのみそ汁

材料（2人分）

しめじ……30g
トマト……½個
だし汁……350ml
みそ……大さじ1と½
オリーブオイル・粗びき黒こしょう……各少々

作り方

1. しめじは石づきを落としてほぐす。トマトはくし形切りにする。
2. 鍋にだし汁、しめじを入れて中火にかけ、煮立ったらトマトを加えてひと煮立ちさせる。
3. 火を弱めみそを溶き入れて火を止める。器に盛ってオリーブオイルを回しかけ、黒こしょうをふる。

お酢でキャベツを食べやすく

キャベツとわかめのみそ汁

材料（2人分）

キャベツ……葉小1枚（50g）
わかめ（乾燥）……1g
いりこだし……350ml
酢……小さじ½
みそ……大さじ1と½
しょうが（すりおろし）……少々

作り方

1. キャベツは1.5cm角に切る。
2. 鍋にだし、酢、キャベツを入れ中火にかける。煮立ったら火を弱め5分ほど煮る。
3. わかめを加え、みそを溶き入れて火を止める。器に盛り、しょうがを添える。

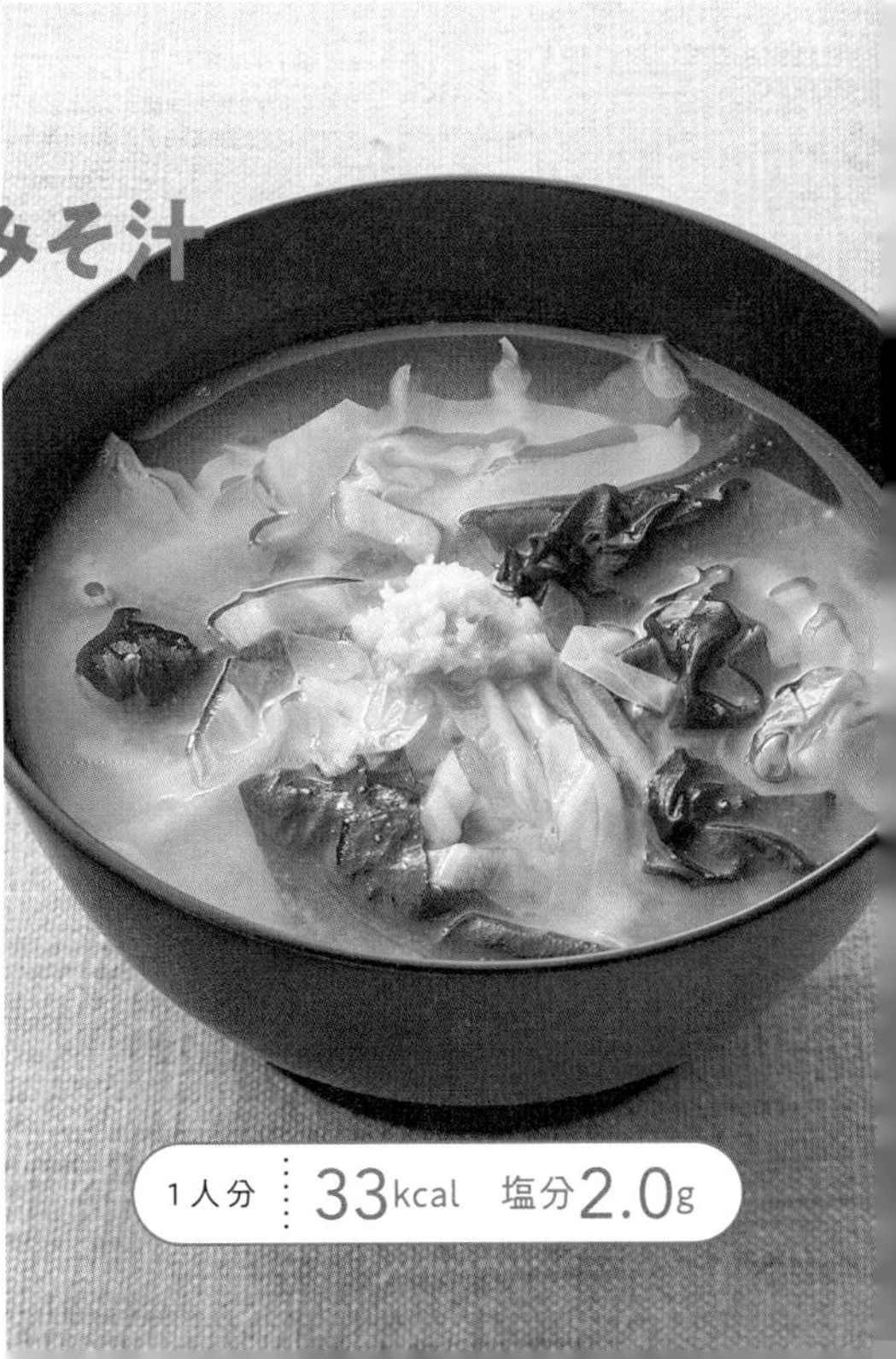
1人分 33kcal 塩分2.0g

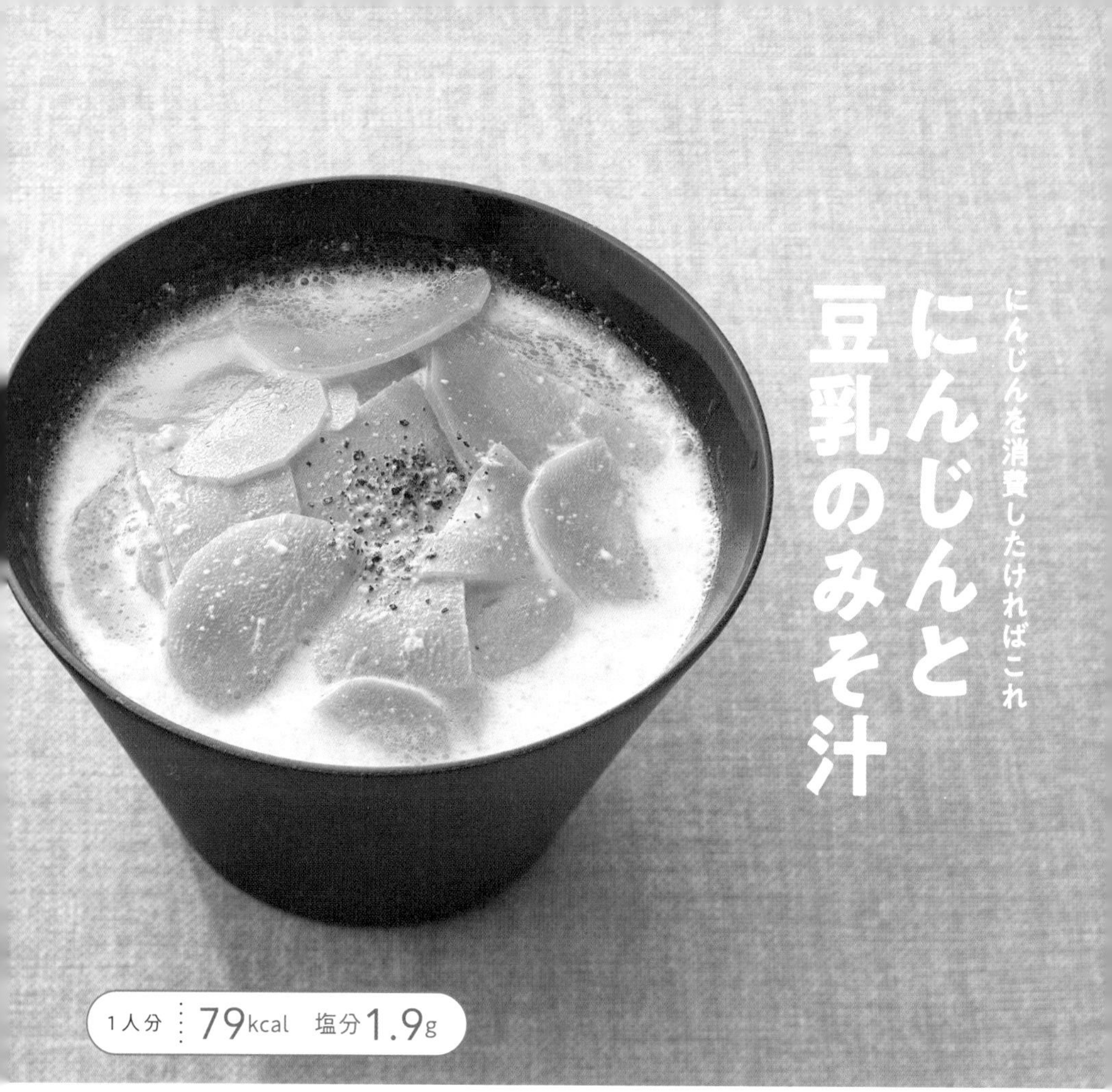

にんじんを消費したければこれ

にんじんと豆乳のみそ汁

1人分　79kcal　塩分1.9g

材料（2人分）

にんじん……½本
だし汁……250ml
豆乳……100ml
みそ……大さじ1と½
オリーブオイル……小さじ1
粗びき黒こしょう……少々

ワンポイント

豆乳はぐつぐつ沸騰させると、たんぱく質がボロボロに固まってしまうので、「弱火で加熱」がコツ!

作り方

1. にんじんは薄い半月切りにする。
2. 鍋にオリーブオイル、にんじんを入れ、中火で炒める。にんじんがしんなりしたらだし汁を加え、ひと煮立ちさせる。
3. 弱火にして豆乳を加え、1〜2分煮る。みそを溶き入れて火を止め、器に盛って黒こしょうをふる。

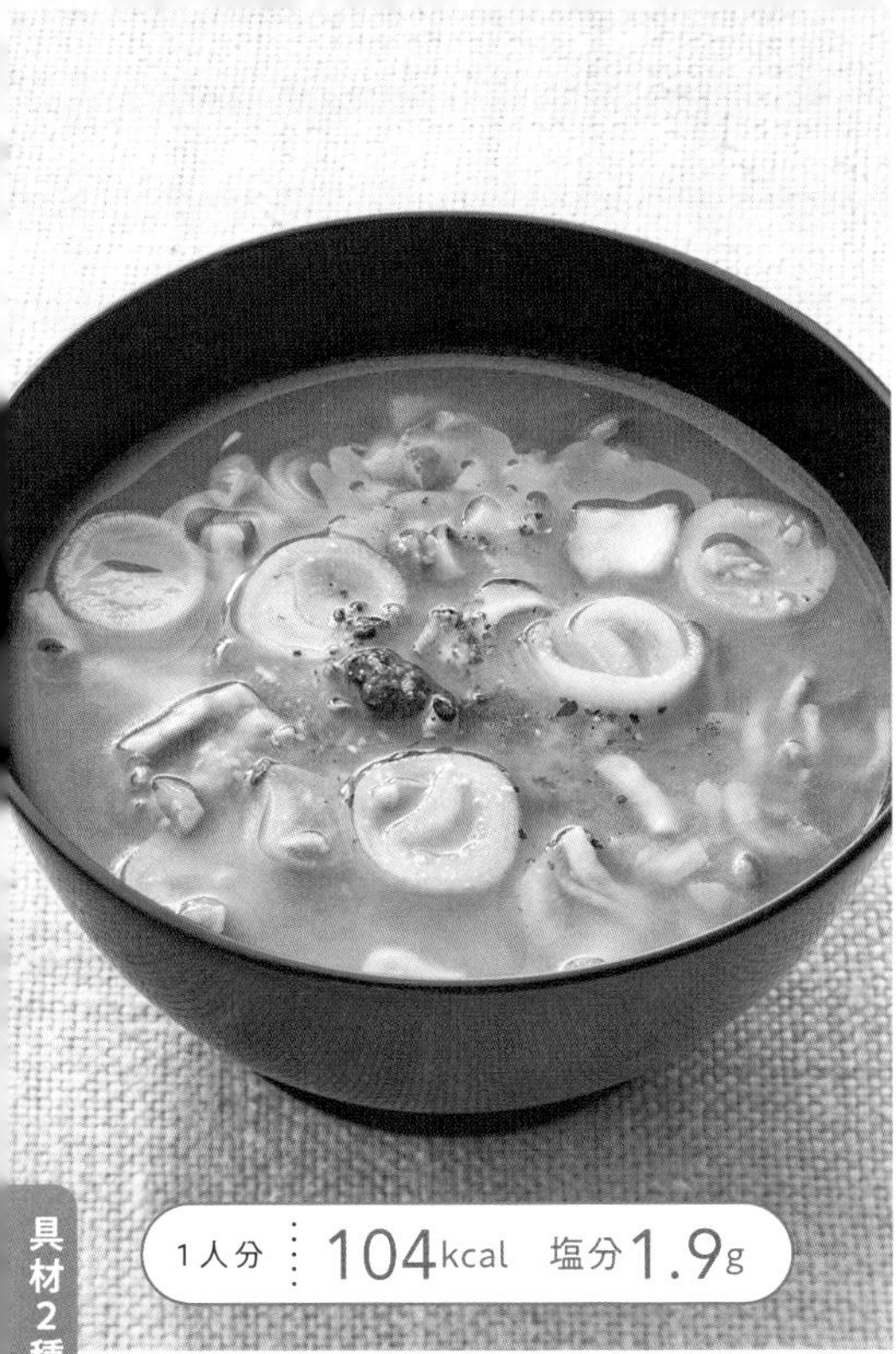
1人分 104kcal 塩分1.9g

ひきわりがなければ普通の納豆でOK

納豆汁

材料（2人分）

ひきわり納豆……1パック
しめじなど好みのきのこ……50g
長ねぎ（小口切り）……8cm
だし汁……350ml　　みそ……大さじ1と½
ごま油……小さじ1　　七味唐辛子……少々

作り方

1. きのこは石づきを落とし、ざく切りにする。
2. 鍋にごま油を熱し、納豆、きのこを入れて油がなじむまで炒める。
3. だし汁を加えひと煮立ちしたら長ねぎを加え、みそを溶き入れて火を止める。器に盛り、七味唐辛子をふる。

きのこはえのきでもしいたけでも

鮭ときのこのみそ汁

材料（2人分）

鮭水煮缶……½缶（缶汁含む）
まいたけなど好みのきのこ……50g
昆布だし……350ml
酒……大さじ½　みそ……大さじ1と⅓
万能ねぎ（小口切り）・
　しょうが（せん切り）……各少々

作り方

1. きのこは石づきを落としてほぐす。
2. 鍋に昆布だし、鮭缶、酒、きのこを入れて中火にかけ、煮立ったら火を弱め5分ほど煮る。
3. みそを溶き入れて火を止める。器に盛り、しょうがを添えて万能ねぎを散らす。

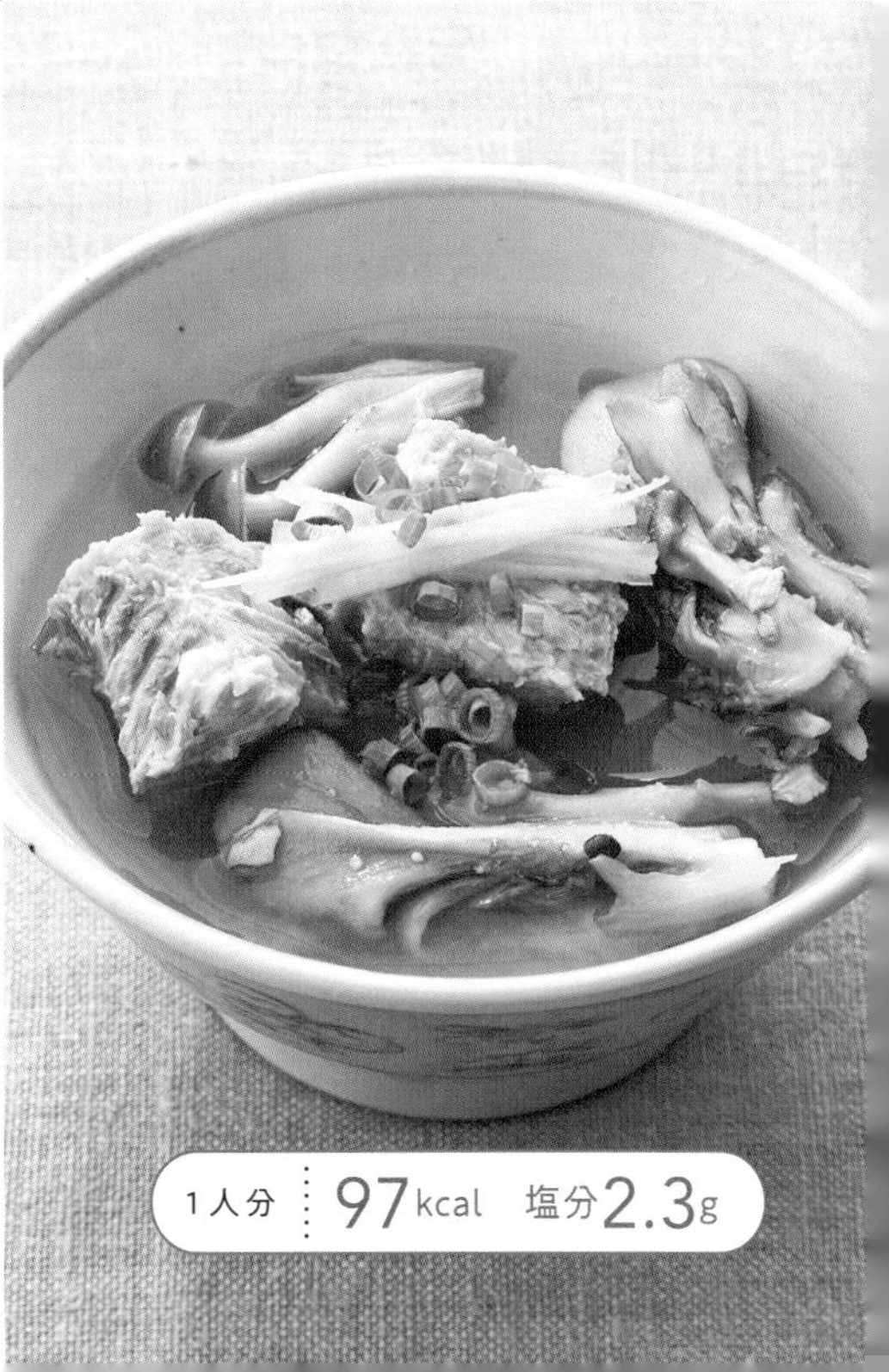
1人分 97kcal 塩分2.3g

1人分　293kcal　塩分2.3g

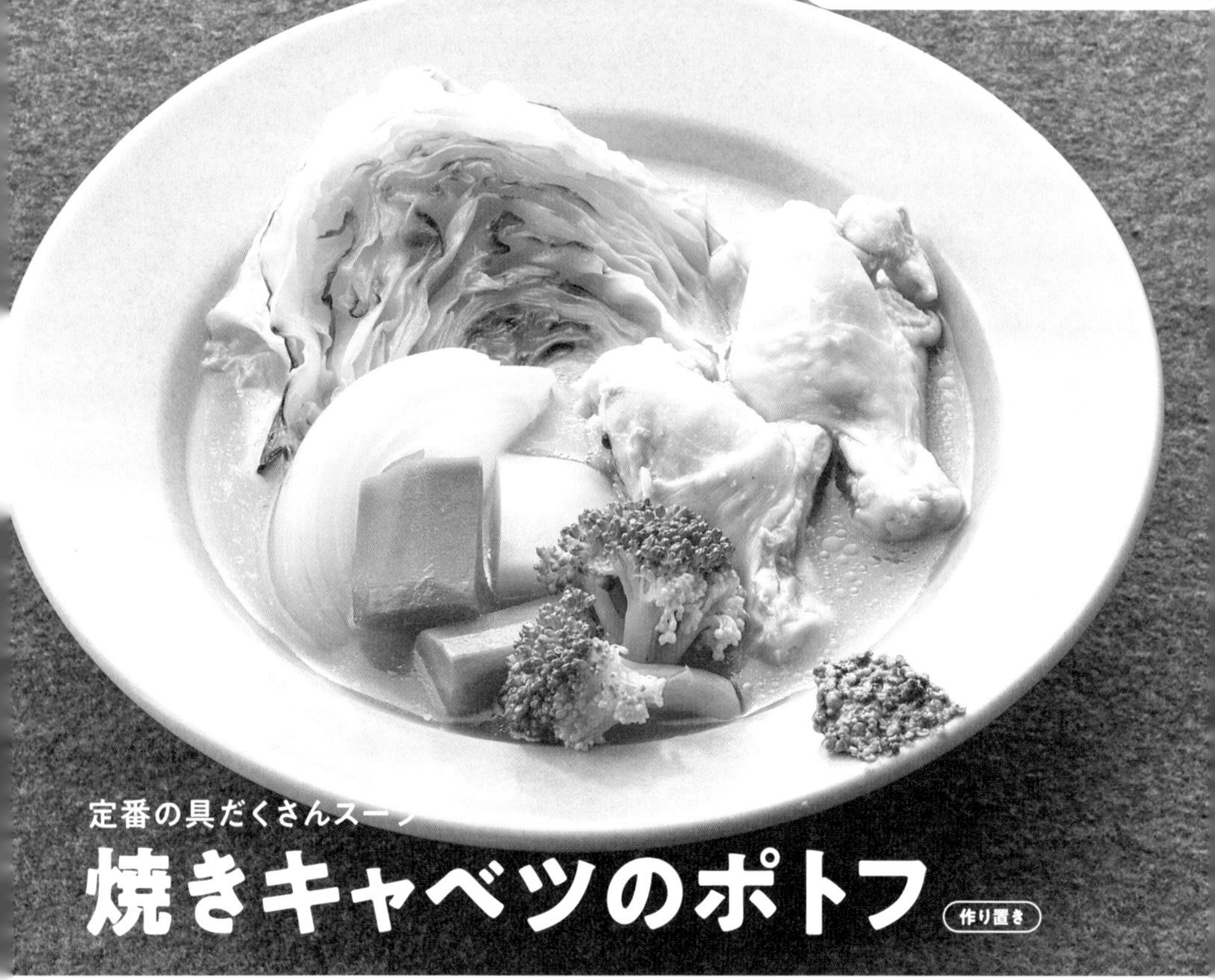

定番の具だくさんスープ

焼きキャベツのポトフ

作り置き

材料（2人分）

鶏手羽元……4本
キャベツ……1/6個（約200g）
玉ねぎ……1/4個
にんじん……1/4本
じゃがいも……小1個
ブロッコリー（小房）……4個
塩……小さじ2/3
オリーブオイル……小さじ1
粒マスタード……少々

作り方

1. 玉ねぎはくし形切り、にんじん、じゃがいもはひと口大に切る。手羽元に塩をふって軽くもみ、10分ほどおく。
2. キャベツは芯を残して縦に2等分に切る。深めのフライパンにオリーブオイルを熱し、キャベツを入れる。中火で3分ほど、切り口に焼き色がつくまで焼き、取り出す。
3. 同じフライパンに水400ml、①と②とブロッコリーを入れてふたをし、中火にかける。煮立ったら弱火にして10～15分煮る。火を止めて器に盛り、マスタードを添える。

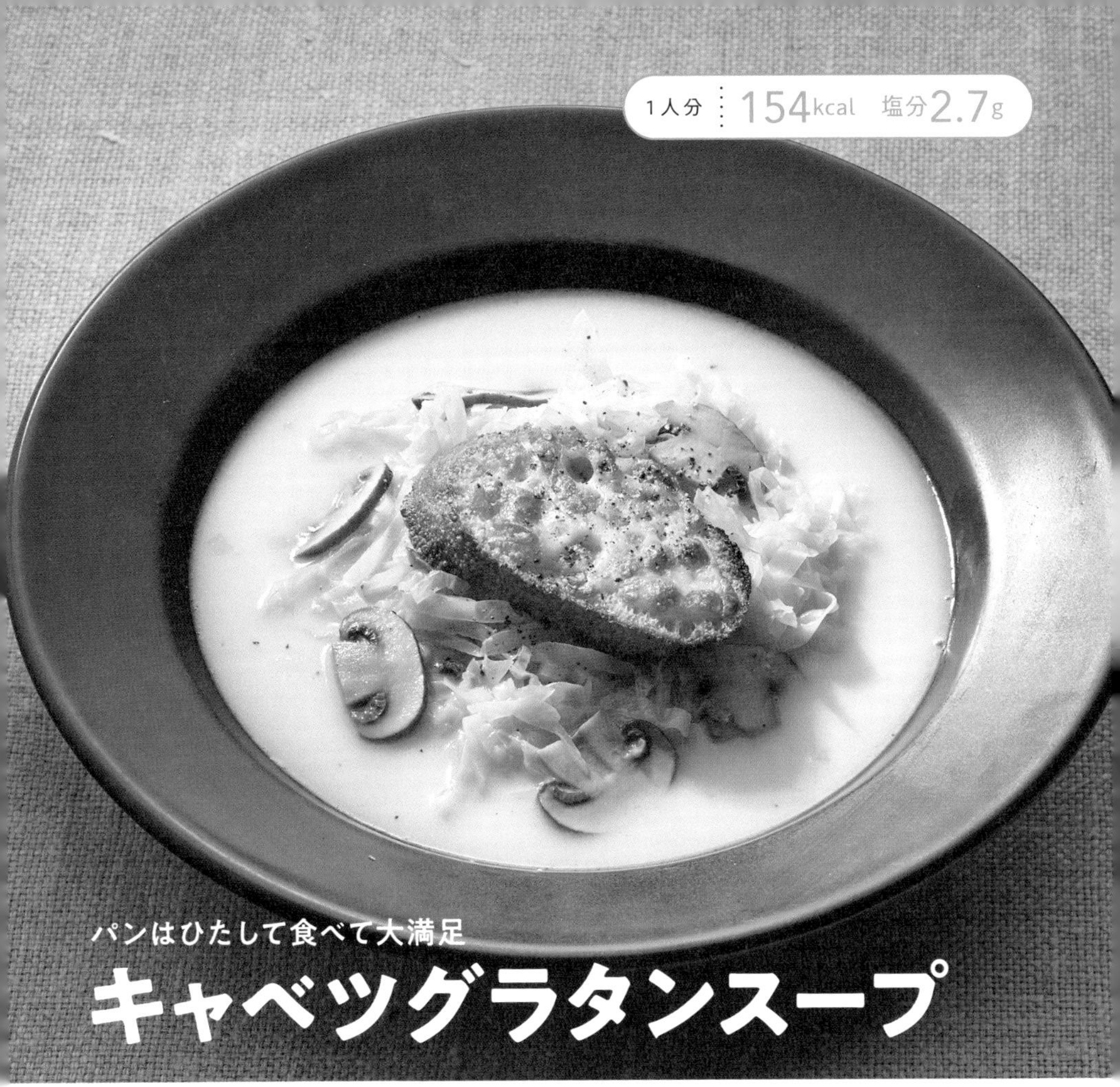

1人分　154kcal　塩分2.7g

パンはひたして食べて大満足

キャベツグラタンスープ

材料（2人分）

キャベツ……$\frac{1}{6}$個（約200g）
マッシュルーム……4個
シュレッドチーズ……20g
バゲット（1.5cm厚さ）……2枚
バター……8g
牛乳……50ml
顆粒鶏ガラスープの素……小さじ2
塩……ひとつまみ
こしょう……少々
粗びき黒こしょう……少々

作り方

① キャベツはせん切りにし耐熱容器に入れ、ふんわりとラップをかけて600Wの電子レンジで5分加熱する。マッシュルームは薄切りにする。

② 鍋にバターを熱し、①を入れてバターがなじむまで炒める。水350ml、牛乳、鶏ガラスープの素を加え、煮立ったら弱めの中火で5分ほど加熱し、塩、こしょうで味をととのえて、火を止める。

③ バゲットにチーズを等分にのせ、オーブントースターでこんがりと焼く。

④ 器に②の具材を先に盛り、③をのせる。スープを注ぎ、黒こしょうをふる。

1人分　196kcal　塩分3.1g

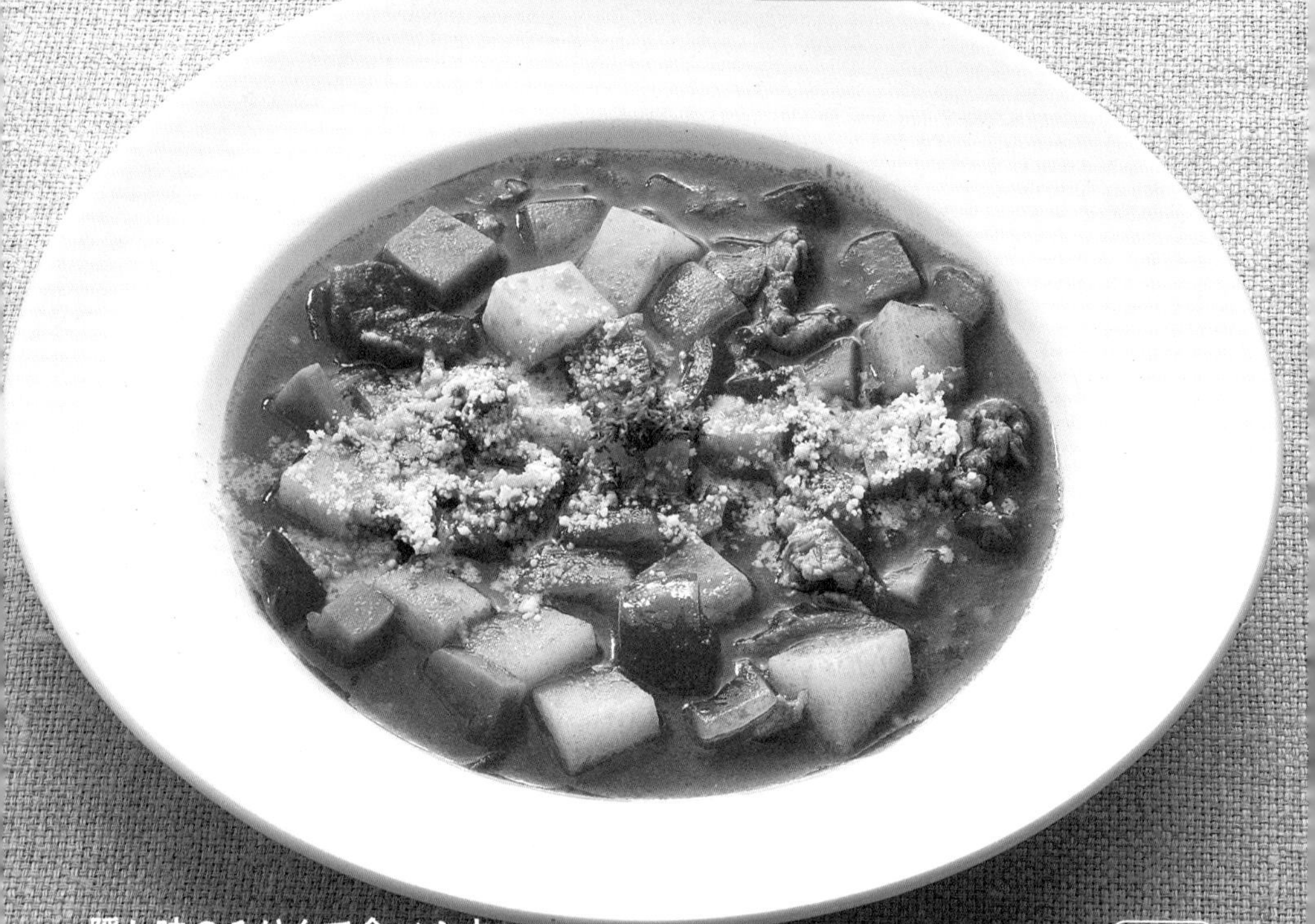

隠し味のみりんで食べやすい

作り置き

赤い野菜のミネストローネ

材料（2人分）

豚こま切れ肉……50g
塩……小さじ1
にんにく（みじん切り）……1/2片分
A
- **にんじん**……1/4本
- **玉ねぎ**……1/4個
- 赤パプリカ……30g
- じゃがいも……小1個

B
- **トマト水煮缶**……1/2缶（200g）
- みりん……大さじ1
- 水……150ml

オリーブオイル……大さじ1
粉チーズ・パセリ（みじん切り）……各少々

作り方

① Aはすべて1cm角に切る。豚肉に塩をふって軽くもみ、10分ほどおく。

② 鍋にオリーブオイル、にんにく、①を入れ、弱火で5分ほど、野菜がしんなりするまで炒める。

③ Bを加えて中火にし、煮立ったら火を弱めて10分ほど煮る。器に盛り、パセリ、チーズをふる。

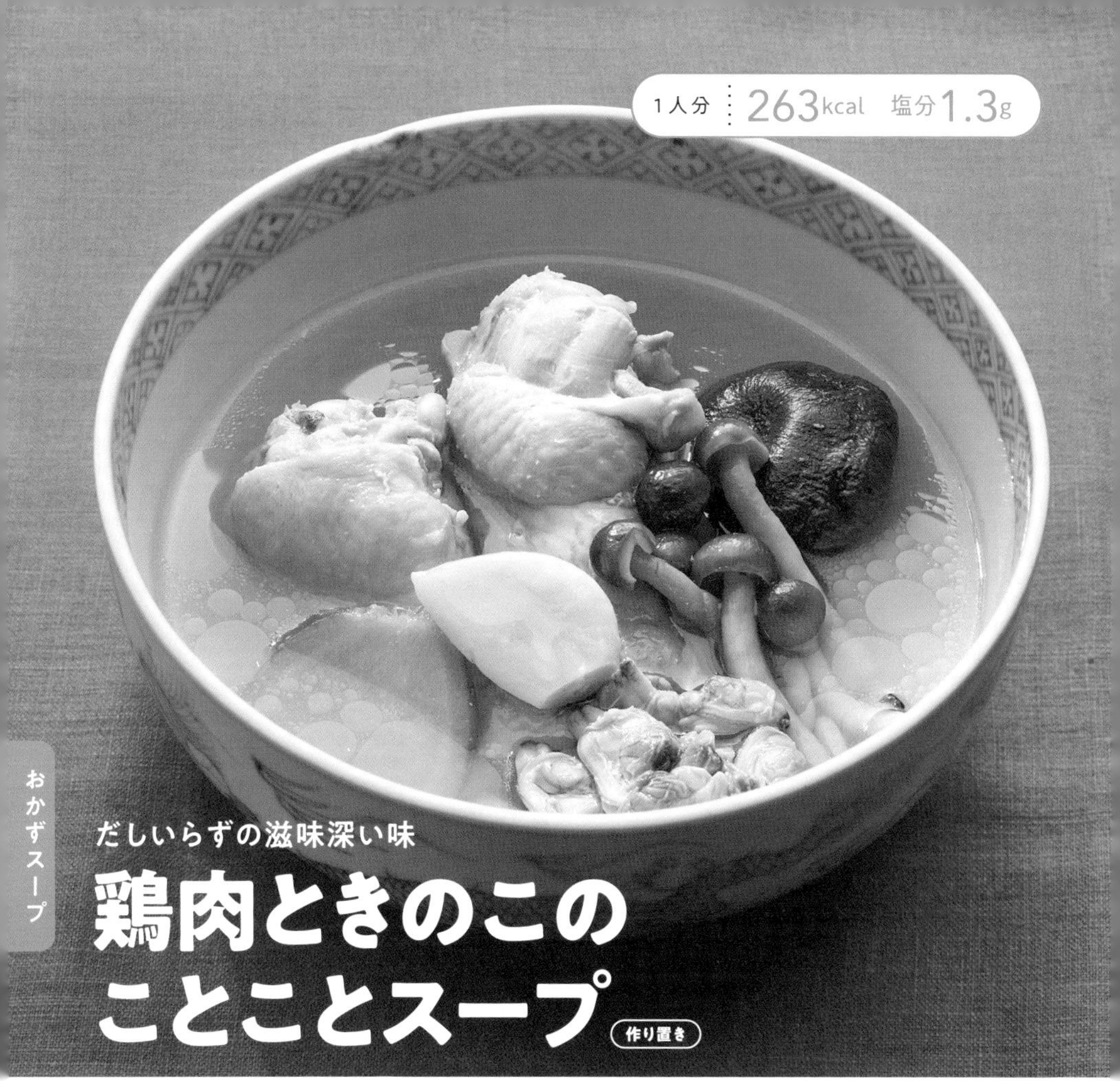

1人分 263kcal 塩分1.3g

だしいらずの滋味深い味

鶏肉ときのこのことことスープ

作り置き

材料（2人分）

鶏手羽元……4本
あさり水煮缶……1缶（缶汁含む）
しいたけ……2個
しめじ……50g
にんにく（丸のまま）……2片
しょうが（薄切り）……2枚

作り方

1. しいたけ、しめじは石づきを落とす。しめじはほぐす。
2. 鍋に水500ml、すべての材料を入れて中火にかける。煮立ったらアクをすくい、弱火で30〜40分煮る。塩少々（分量外）で味をととのえる。

ワンポイント

うまみのある食材をあわせているので、そうめんを入れて主食として食べるのもおすすめです！

抗がん食材6種使った最強おかずスープ

さばとトマトのシチュー

作り置き

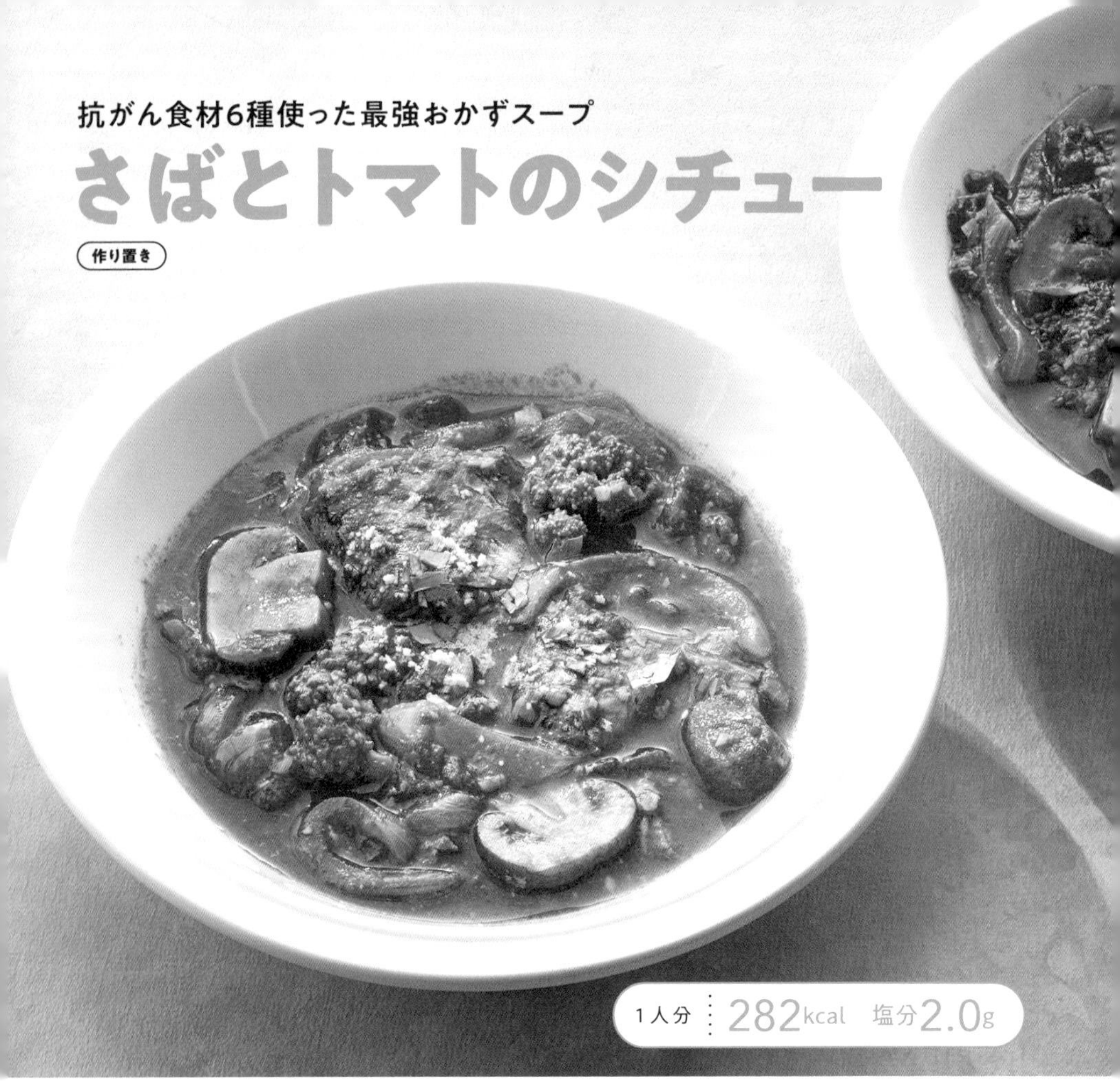

1人分　282kcal　塩分2.0g

材料（2人分）

さば水煮缶……1缶（缶汁含む）
トマト水煮缶……$\frac{1}{2}$缶（200g）
玉ねぎ……$\frac{1}{3}$個
マッシュルーム……4個
ブロッコリー（小房）……4個
にんにく（みじん切り）……1片分
オリーブオイル……大さじ1
A［酒……大さじ1　みりん……大さじ2
　みそ……大さじ$\frac{2}{3}$　水……150ml
塩・こしょう……各少々
粉チーズ・
　イタリアンパセリ（みじん切り）……各少々

作り方

1. 玉ねぎは1〜2mm幅の薄切りにする。マッシュルームは半分に切る。
2. 鍋にオリーブオイル、にんにくを入れて弱火にかける。香りが立ったら玉ねぎを加え、しんなりするまで炒める。
3. さば缶、トマト缶、A、マッシュルーム、ブロッコリーを加えて中火にする。煮立ったら火を弱め、10分ほど煮る。塩、こしょうで味をととのえて火を止める。器に盛り、チーズ、パセリをふる。

1人分 203kcal 塩分1.4g

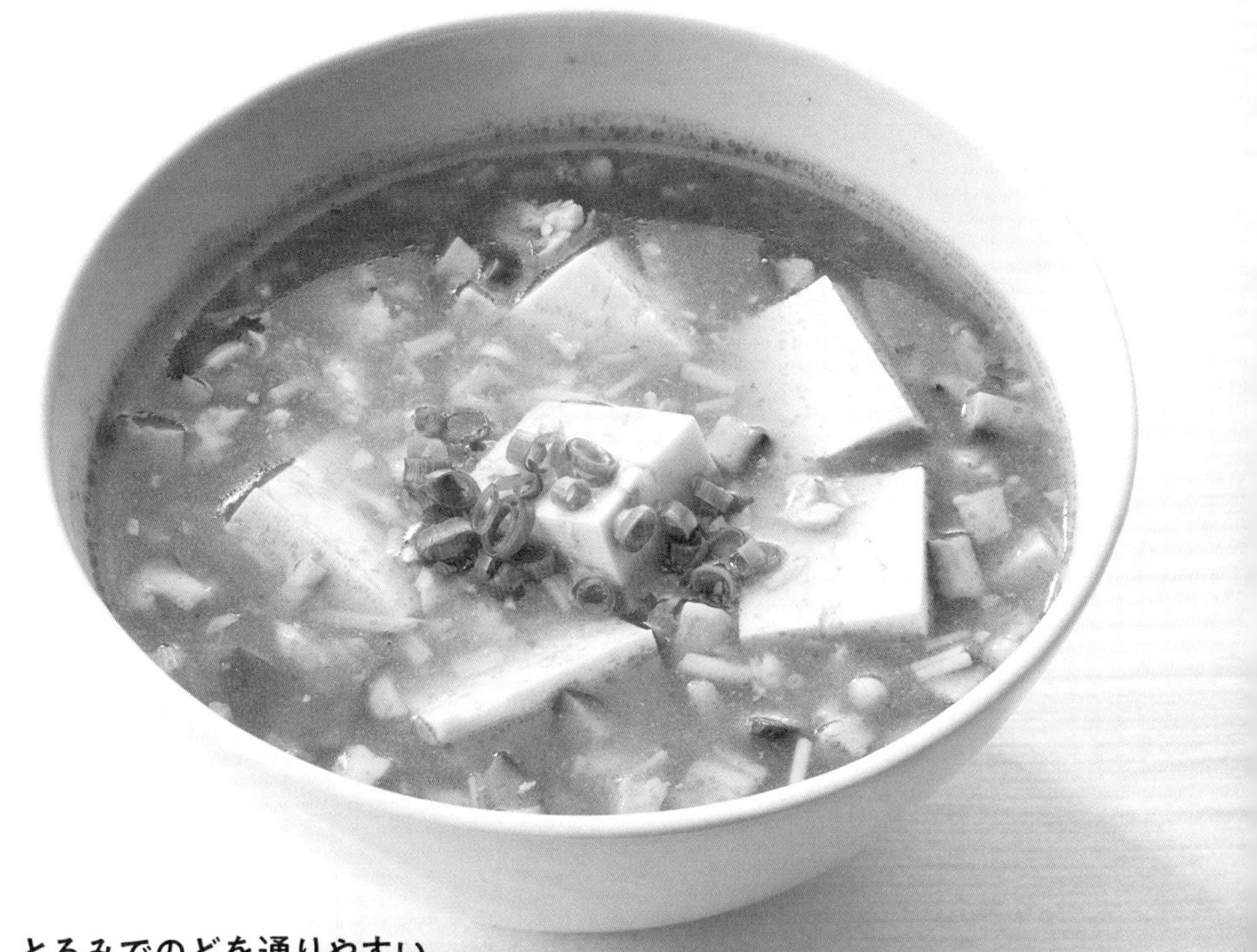

おかずスープ

とろみでのどを通りやすい

麻婆豆腐風きのこスープ

材料（2人分）

木綿豆腐……½丁
鶏ひき肉……100g
しいたけ……1個
えのきだけ……30g
にんにく（みじん切り）……½片分
A［豆板醤・みそ・オイスターソース……各小さじ1
片栗粉……大さじ½
ごま油……小さじ2
万能ねぎ（小口切り）……少々

作り方

① 豆腐は3cm角に切る。しいたけは5〜6mm角に切る。えのきは石づきを落とし、1cm長さに切る。

② 鍋にごま油、にんにくを入れて熱し、鶏ひき肉を加えて中火で炒める。しいたけ、えのき、Aを加えてなじむまで炒める。水400ml、豆腐を加え、煮立ったらさらに5分ほど煮る。

③ 片栗粉を倍量の水で溶き、②に加えて混ぜながらとろみがつくまで煮て火を止める。器に盛り、万能ねぎを散らす。

3つの発酵食品で腸も喜ぶ

納豆となめこのチゲ

作り置き

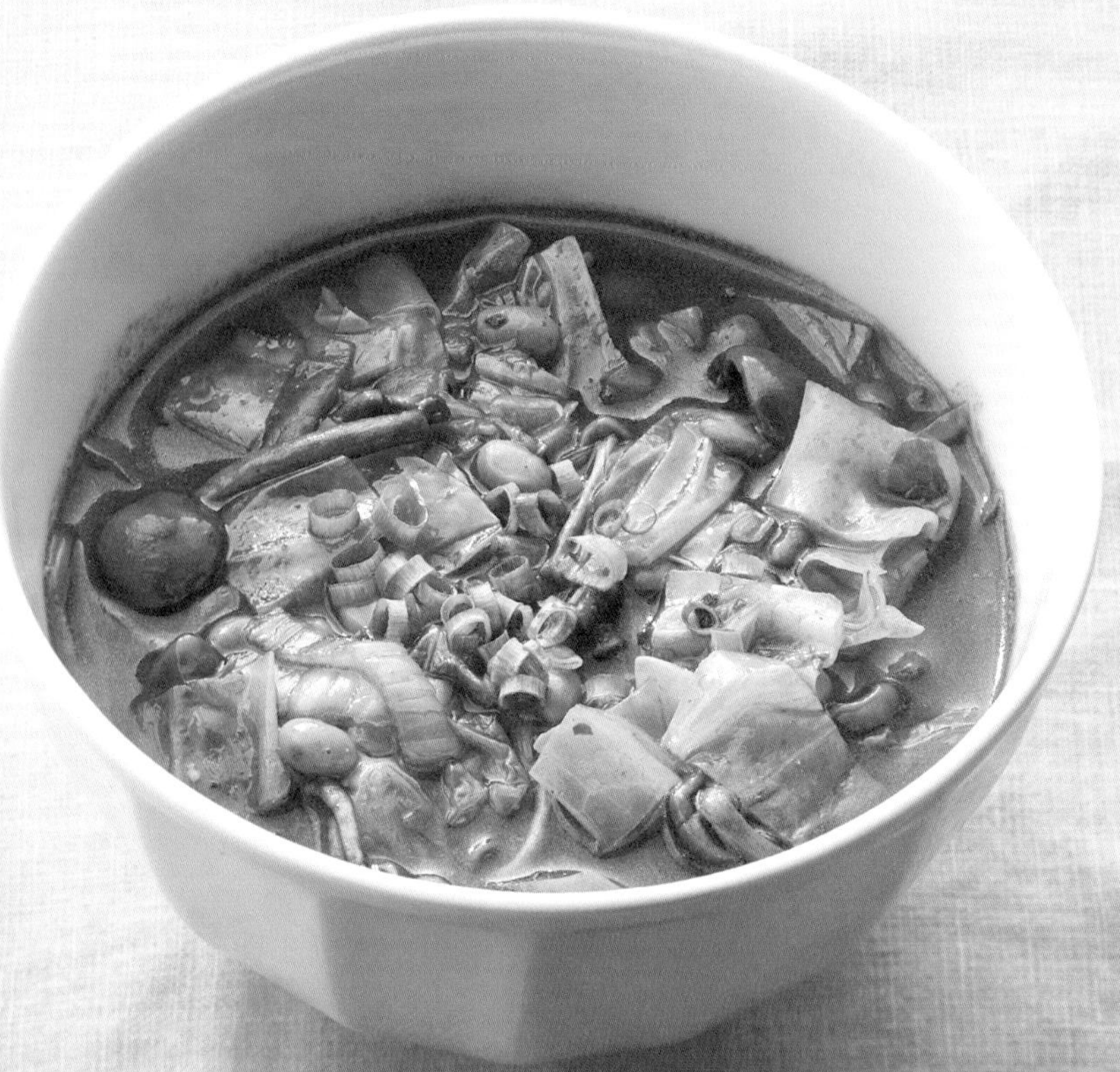

1人分　124kcal　塩分2.2g

材料（2人分）

納豆……1パック
キャベツ……葉1枚（80g）
キムチ……60g
なめこ……50g
A ［コチュジャン・みそ……各小さじ1
　 オイスターソース……小さじ2
ごま油……小さじ2
万能ねぎ（小口切り）……少々

作り方

① キャベツはひと口大に切る。なめこはあれば石づきを落とす。

② 鍋にごま油、キムチを入れて中火にかけ、1分ほど炒める。水400ml、①を加えて中火にし、5分ほど煮る。

③ 納豆、混ぜ合わせたAをスープでのばしながら加えて混ぜる。再度煮立ったら火を止めて器に盛り、万能ねぎを散らす。

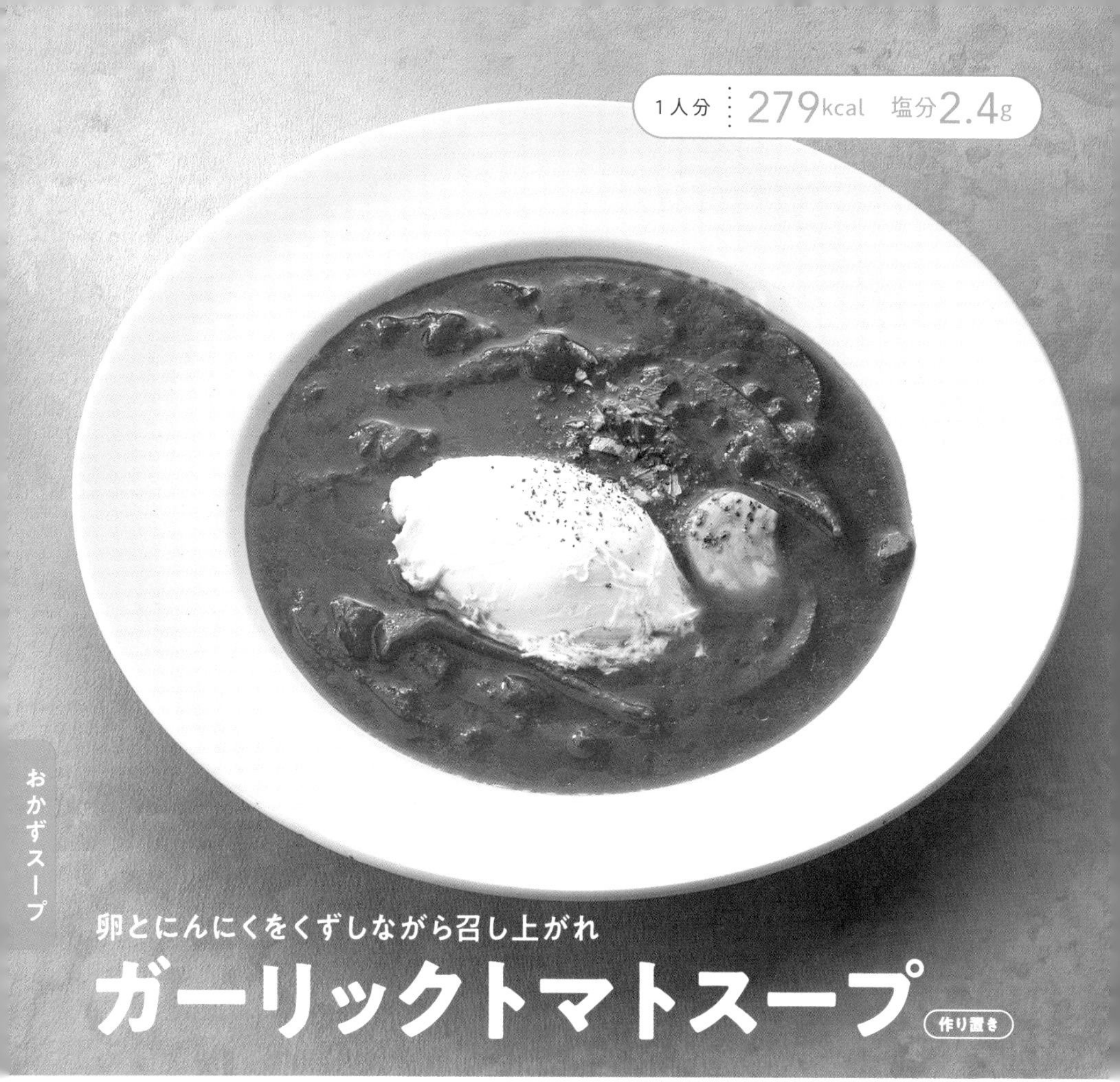

1人分 279kcal 塩分2.4g

おかずスープ

卵とにんにくをくずしながら召し上がれ

ガーリックトマトスープ

作り置き

材料（2人分）

ポーチドエッグ（または温泉卵）……2個
赤パプリカ……$\frac{1}{2}$個
にんにく……2片
A
- **トマト水煮缶**……$\frac{1}{2}$缶（200g）
- トマトケチャップ……大さじ2
- みりん……大さじ1と$\frac{1}{2}$
- 顆粒鶏ガラスープの素……小さじ2
- 水……200ml

オリーブオイル……大さじ2
イタリアンパセリ・
粗びき黒こしょう……各少々

作り方

① パプリカは薄切りにする。にんにくはつぶす。

② 鍋にオリーブオイル、にんにくを入れて弱火にかけ、香りが立つまで炒める。パプリカ、Aを加えて中火にし、沸騰したら火を弱め10分ほど煮る。

③ 器に盛り、ポーチドエッグ、パセリを添え、黒こしょうをふる。

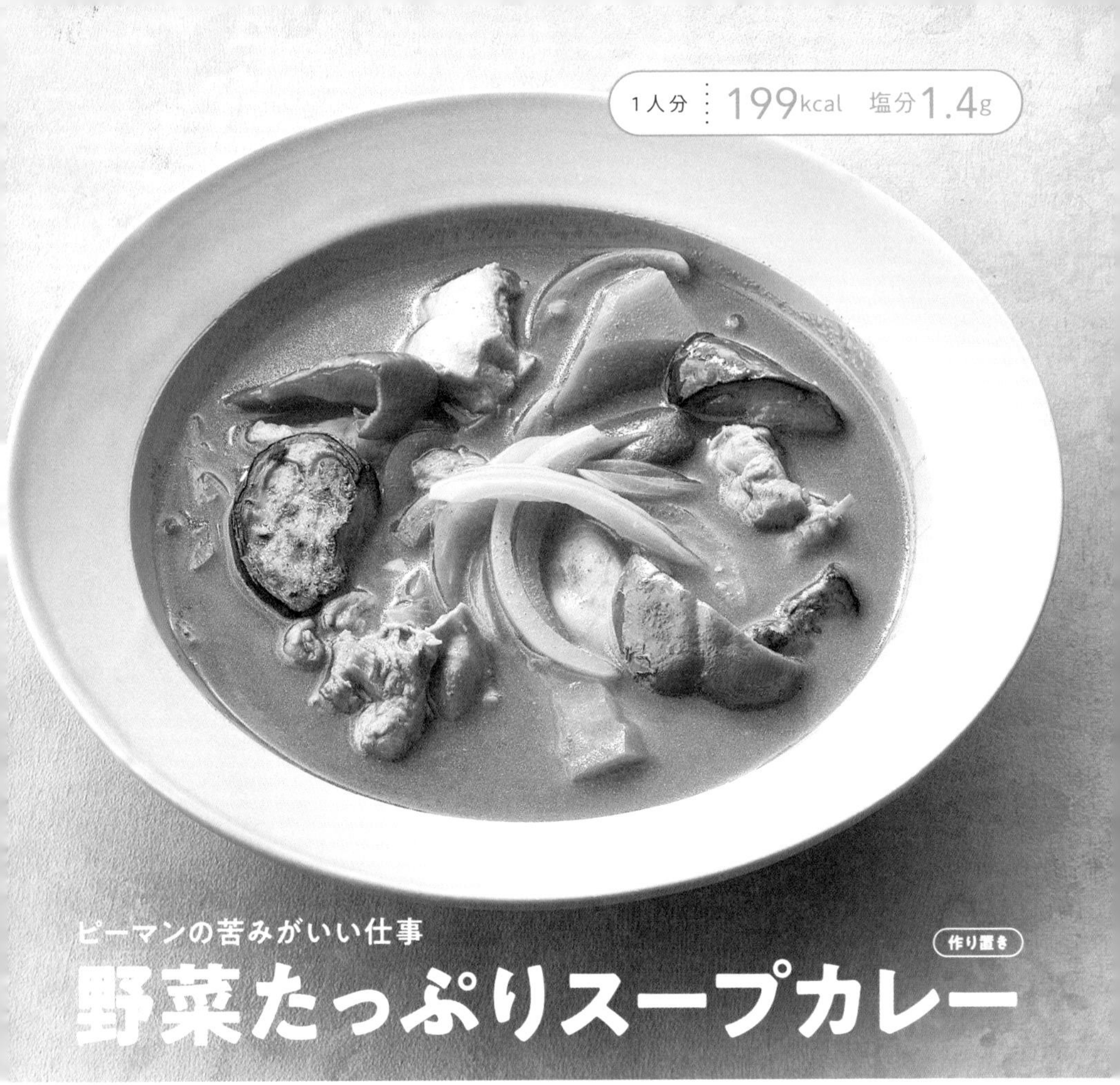

1人分 199kcal 塩分1.4g

ピーマンの苦みがいい仕事

作り置き

野菜たっぷりスープカレー

材料（2人分）

鶏もも肉……120g
玉ねぎ……1/2個
にんじん……1/4本
なす……1本
ピーマン……1個
にんにく（みじん切り）……1/2片分
カレー粉……大さじ1
A
- トマトケチャップ……大さじ2
- オイスターソース……小さじ2
- 水……400ml

オリーブオイル……計大さじ1

作り方

① 玉ねぎは薄切りにする。にんじん、なす、ピーマンは乱切りにする。鶏肉は皮を除き、ひと口大に切る。

② 深めのフライパンにオリーブオイル小さじ1を熱し、なすを入れて焼き色がつくまで中火で焼く。ピーマンを加えてサッと炒め、取り出す。

③ 同じフライパンにオリーブオイル小さじ2を足し、にんにく、玉ねぎ、カレー粉を入れて中火でなじむまで炒める。鶏肉、にんじん、**A**を加えて10〜15分煮る。②を戻し入れ、再度煮立たせたら火を止め、器に盛りつける。

1人分 127kcal 塩分2.2g

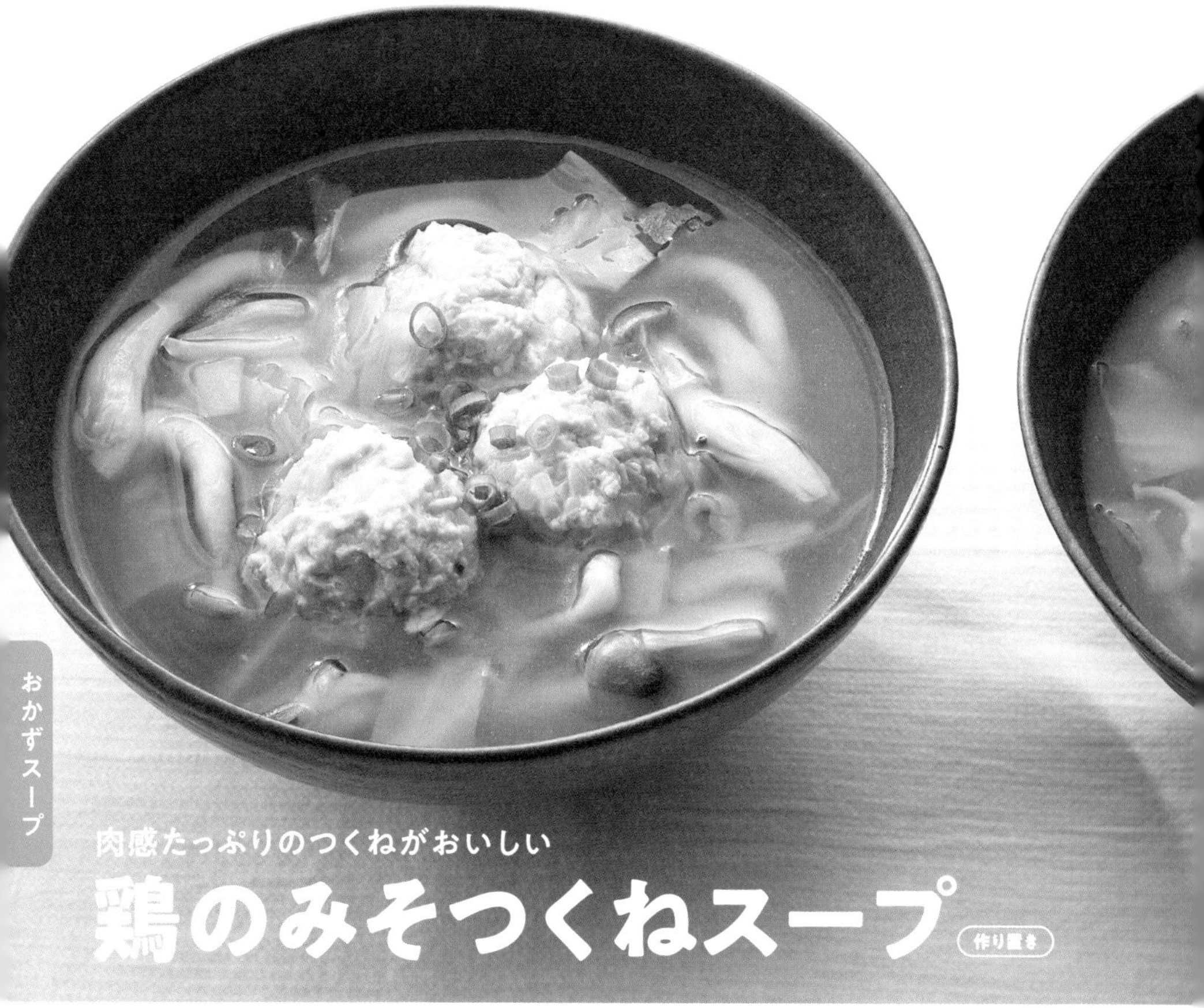

おかずスープ

肉感たっぷりのつくねがおいしい

鶏のみそつくねスープ

作り置き

材料（2人分）

鶏ひき肉……100g
キャベツ……葉小1枚（50g）
しめじ……50g
顆粒鶏ガラスープの素……小さじ2
A
- **玉ねぎ**（みじん切り）……1/4個分
- しょうが（みじん切り）……1/3かけ分
- みそ・片栗粉……各小さじ1

万能ねぎ（小口切り）……少々

作り方

① キャベツはひと口大に切る。しめじは石づきを落としてほぐす。

② ボウルに鶏ひき肉、Aを入れて練る。ひと口大に丸める。

③ 鍋に水400ml、鶏ガラスープの素、①を入れて中火にかける。煮立ったら②を加え火を弱め、ふたをして5分ほど煮る。器に盛り、万能ねぎを散らす。

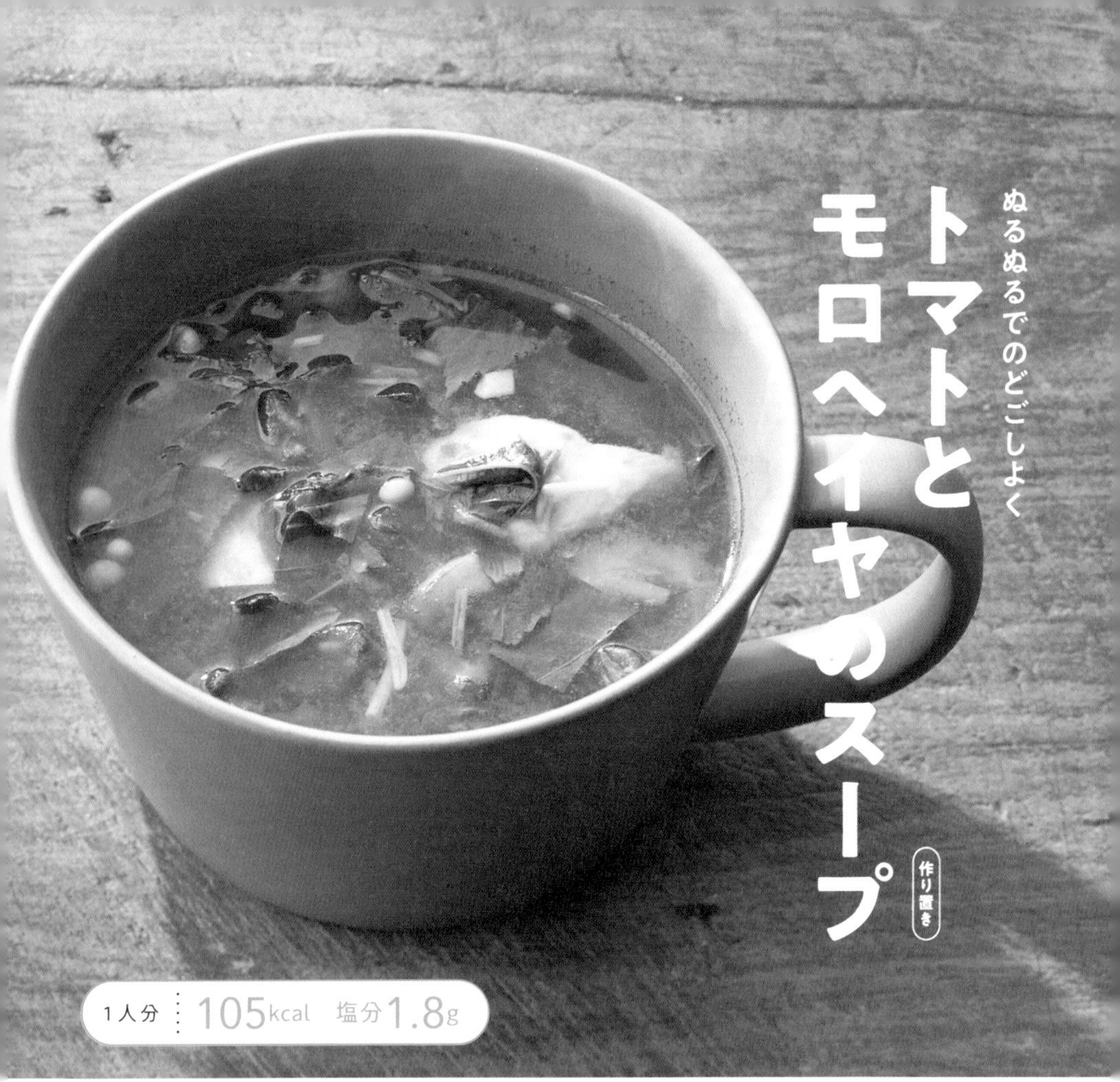

ぬるぬるでのどごしよく

トマトとモロヘイヤのスープ

作り置き

1人分　105kcal　塩分1.8g

材料（2人分）

鶏ささみ……2本
トマト……1個
モロヘイヤ……50g
えのきだけ……50g
ごま油……小さじ1
顆粒鶏ガラスープの素……小さじ2
片栗粉……小さじ1

ワンポイント

モロヘイヤが入手しにくい季節は、オクラやめかぶといった食材でもおいしく作れます!

作り方

① トマトは1cm角に切る。モロヘイヤは小さめのざく切りにする。えのきは石づきを落とし、1cm長さに切る。ささみは筋を除き、ひと口大に切って片栗粉をまぶす。

② 鍋にごま油、えのきを入れて弱火にかけ、1分ほど炒める。水400ml、鶏ガラスープの素を加えて中火にし、ささみ、トマト、モロヘイヤを加えて火を弱め5分ほど煮る。

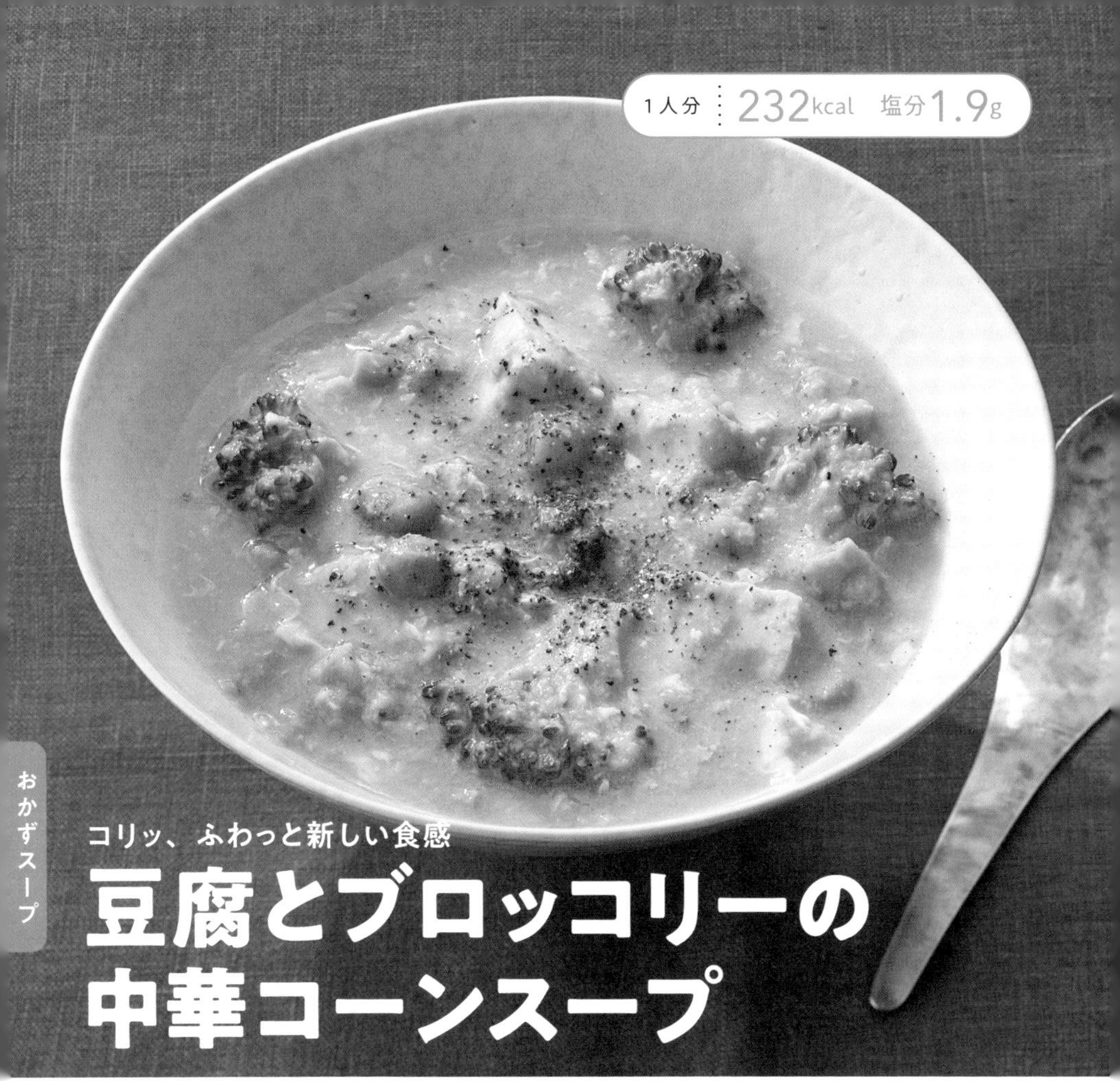

1人分 232kcal 塩分1.9g

おかずスープ

コリッ、ふわっと新しい食感

豆腐とブロッコリーの中華コーンスープ

材料（2人分）

木綿豆腐……1/2丁
コーンクリーム缶……1缶（約190g）
ブロッコリー……1/2株
卵……1個
塩麹……小さじ1
顆粒鶏ガラスープの素……小さじ1
ごま油……小さじ2
粗びき黒こしょう……少々

作り方

① ブロッコリーは小さめの小房に分ける。豆腐はひと口大に切る。卵は溶きほぐし、塩麹を加えて混ぜる。

② 鍋にごま油、ブロッコリーを入れて中火にかけ、1分ほど炒める。水200ml、コーン缶、豆腐、鶏ガラスープの素を加え、煮立ったら火を弱めてさらに5分ほど煮る。

③ ②を煮立たせ、①の卵液を回し入れる。卵が浮いてきたら火を止めて器に盛り、黒こしょうをふる。

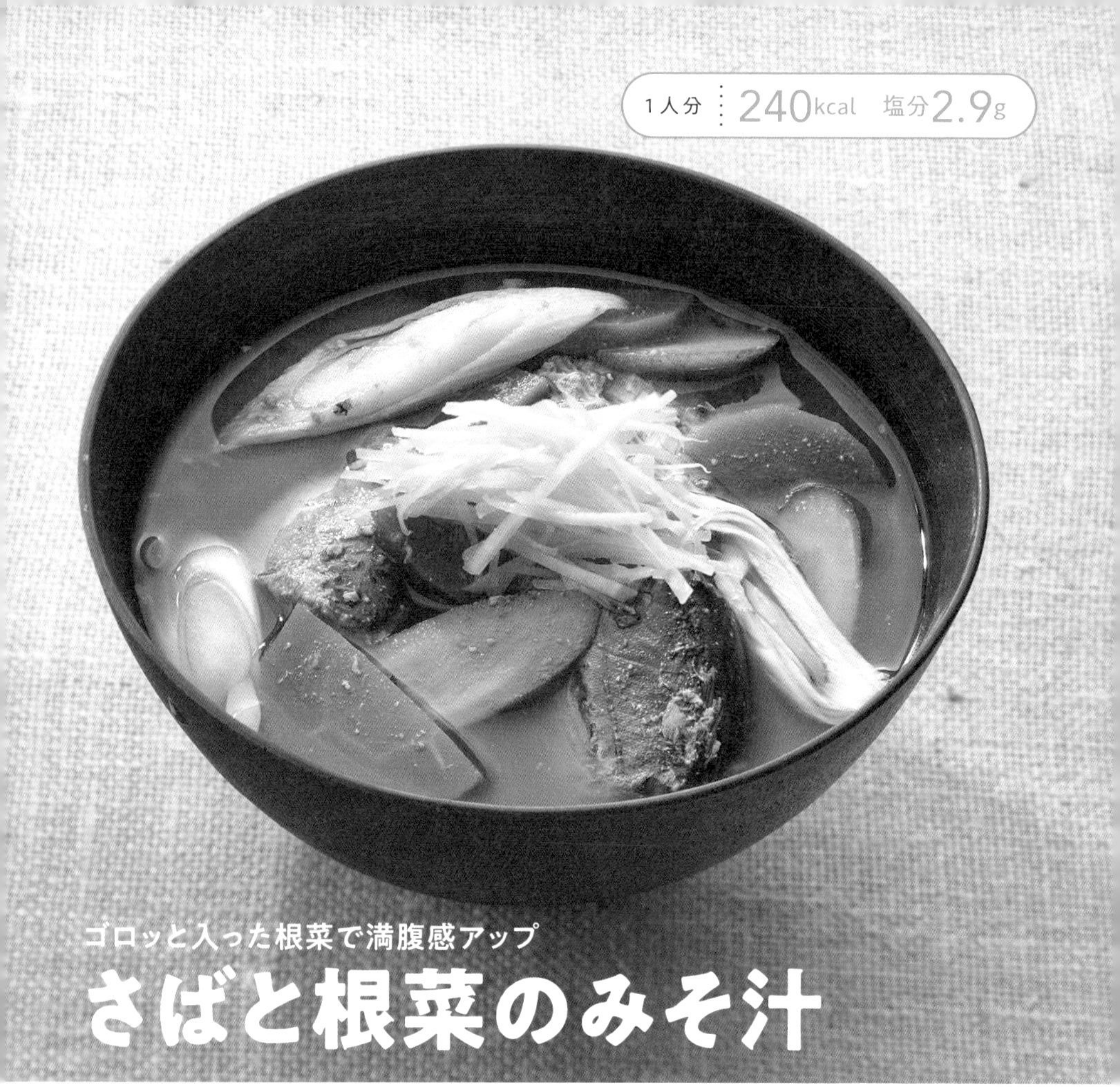

1人分　240kcal　塩分2.9g

ゴロッと入った根菜で満腹感アップ

さばと根菜のみそ汁

材料（2人分）

さば水煮缶……1缶（缶汁含む）
にんじん……1/4本
ごぼう……1/4本　長ねぎ……20g
ごま油……小さじ1
だし汁……400ml
酒……小さじ2
みそ……大さじ1と1/2
しょうが（せん切り）……1かけ分

作り方

1. にんじんは薄い半月切りにする。ごぼう、長ねぎは斜め薄切りにする。
2. 鍋にごま油、①のにんじん、ごぼうを入れて中火で炒める。油がまわったら、さば缶、①のねぎ、だし汁、酒を加えて弱火で10分ほど煮る。
3. みそを溶き入れて火を止め、器に盛ってしょうがを添える。

ワンポイント

さばの水煮は弱火でゆっくり煮ることで、うまみがスープに溶け出すので、あわてず弱火で!

1人分 112kcal 塩分2.1g

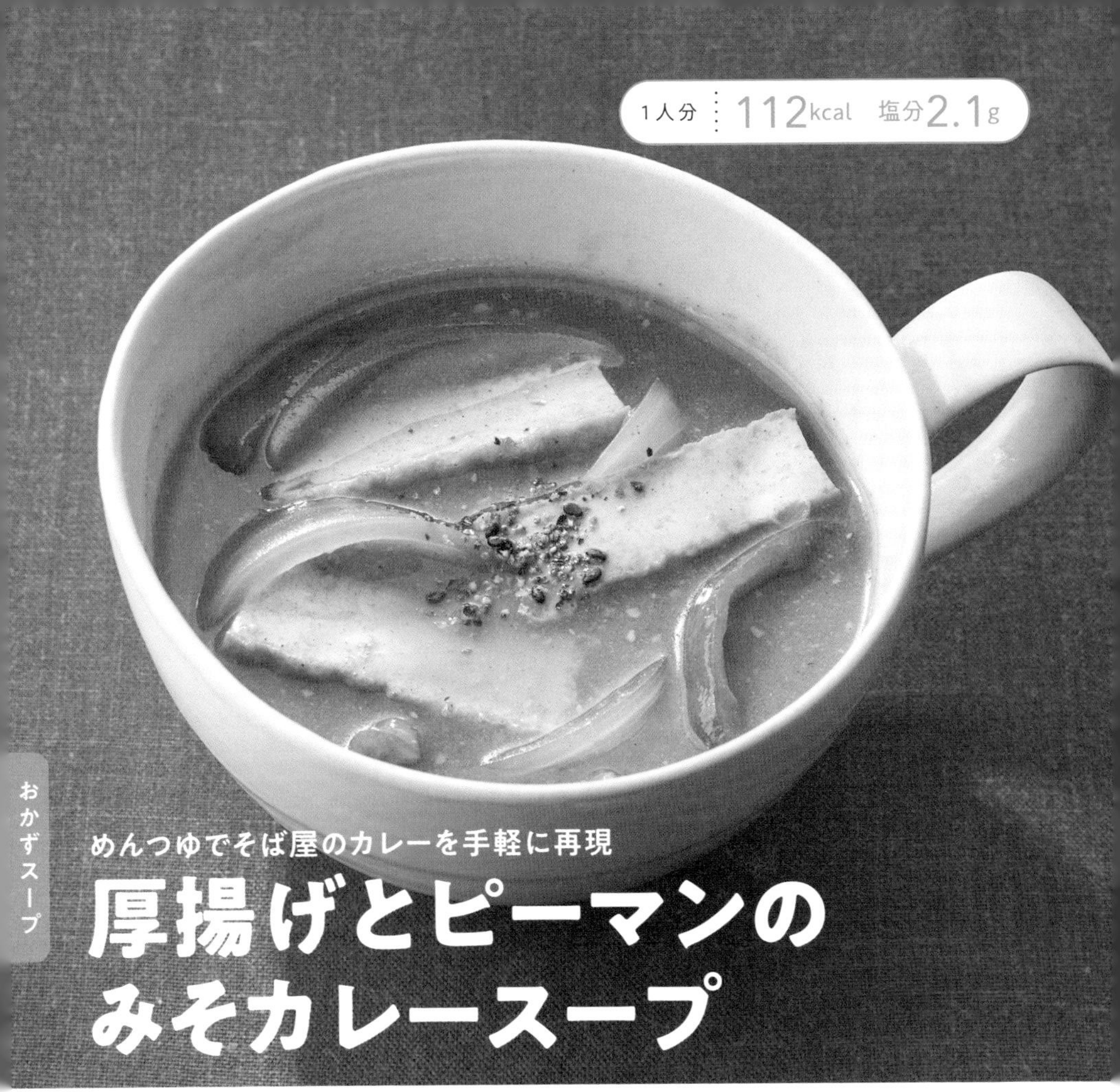

おかずスープ

めんつゆでそば屋のカレーを手軽に再現

厚揚げとピーマンのみそカレースープ

材料（2人分）

厚揚げ……$\frac{1}{2}$枚
玉ねぎ……$\frac{1}{4}$個
ピーマン……1個
めんつゆ（3倍濃縮）……大さじ1
カレー粉……大さじ1
みそ……大さじ1と$\frac{1}{3}$
片栗粉……大さじ1
七味唐辛子……少々

作り方

1. 厚揚げは食べやすい大きさに切る。玉ねぎは小さめのくし形切りにする。ピーマンは種とワタを除き、縦8等分に切る。
2. 鍋にカレー粉を入れて弱火にかけ、20秒ほどから炒りする。水400ml、めんつゆを加えて中火にし、みそを溶き入れる。
3. 厚揚げ、玉ねぎ、ピーマンを加え、煮立ったら弱火にしてさらに2〜3分煮る。
4. 片栗粉を倍量の水で溶き、③に加えて混ぜながらとろみがつくまで煮て火を止める。器に盛り、七味唐辛子をふる。

1人分 109kcal 塩分1.9g

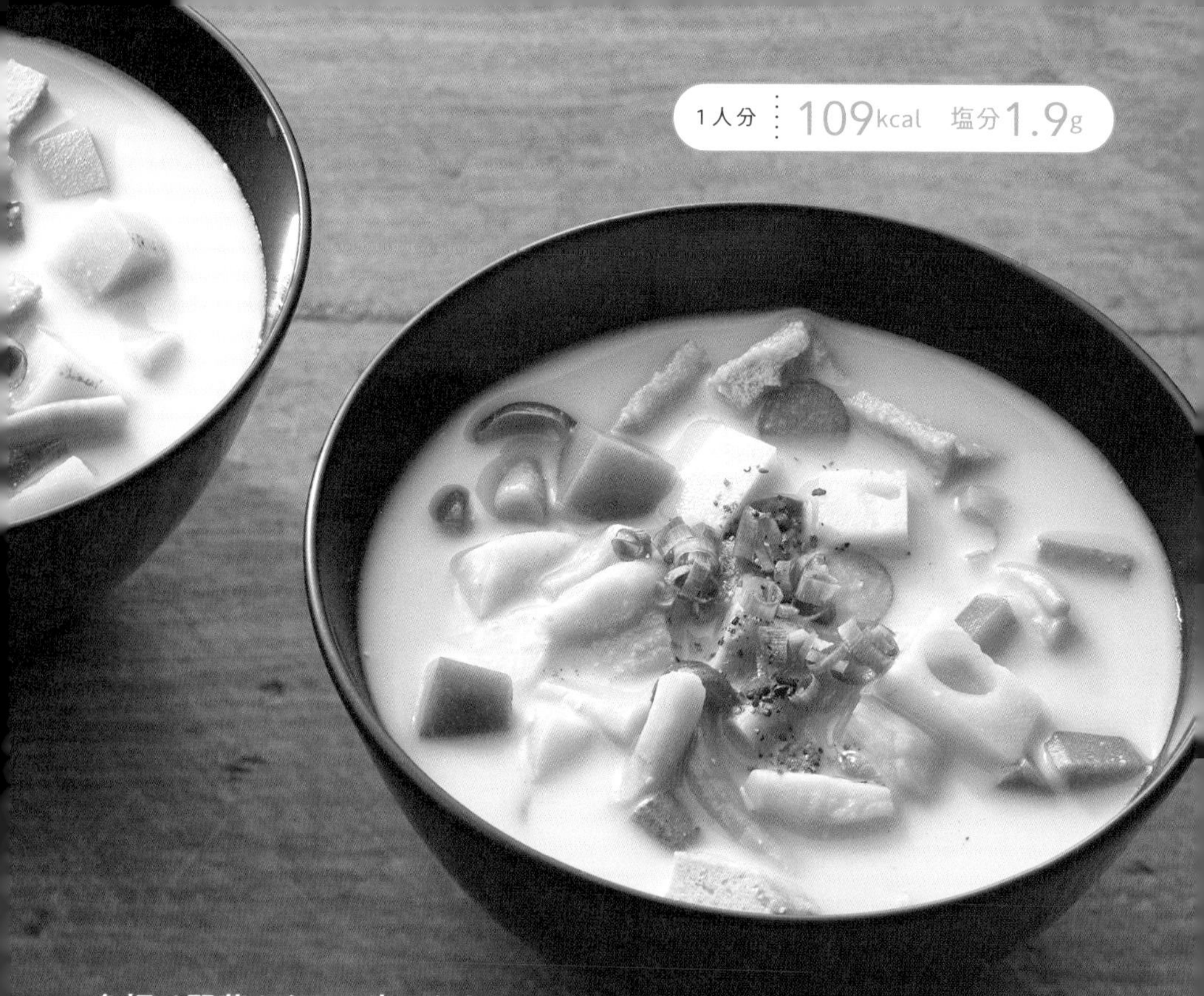

角切り野菜からしみ出るうまみ

根菜と豆乳のみそスープ

作り置き

材料（2人分）

油揚げ……1/3枚
にんじん……1/4本
しめじ……40g
れんこん……30g
ごぼう……1/4本
豆乳……100ml
だし汁……250ml
酒……大さじ1/2
みそ……大さじ1と1/2
万能ねぎ（小口切り）・
七味唐辛子……各少々

作り方

① にんじん、れんこんはともに1cm角切りにする。ごぼうは1cm幅の輪切りにする。しめじは石づきを落とし、1cm長さに切る。油揚げは1cm角の色紙切りにする。

② 鍋にだし汁、酒、①を入れて中火にかける。煮立ったら火を弱め、野菜がやわらかくなるまでさらに15～20分煮る。

③ 豆乳を加え、フツフツしてきたらみそを溶き入れて火を止める。器に盛り、万能ねぎを散らし、七味唐辛子をふる。

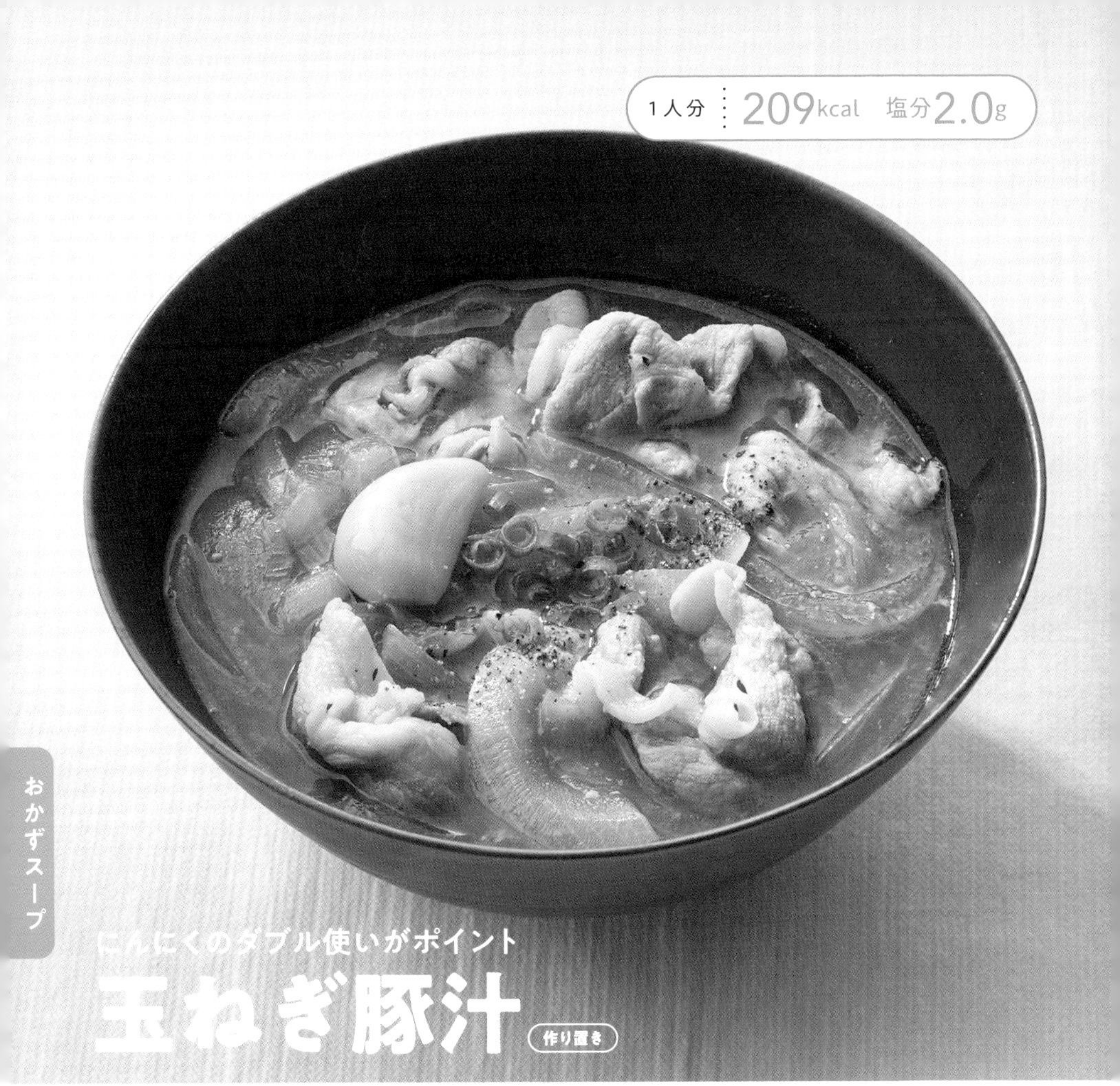

1人分　209kcal　塩分2.0g

おかずスープ

にんにくのダブル使いがポイント

玉ねぎ豚汁

作り置き

材料（2人分）

豚こま切れ肉……120g
玉ねぎ……$\frac{3}{4}$個
にんにく……1と$\frac{1}{2}$片
だし汁……400ml
酒……大さじ$\frac{1}{2}$
みそ……大さじ1と$\frac{1}{2}$
ごま油……大さじ$\frac{1}{2}$
万能ねぎ（小口切り）・
　粗びき黒こしょう……各少々

作り方

1. 玉ねぎは5mm幅の薄切りにする。にんにく1片は半分に切り、$\frac{1}{2}$片はすりおろす。
2. 鍋にごま油、玉ねぎを入れ、弱めの中火で炒める。しんなりしたらにんにく、酒、だし汁を加え、みその半量を溶き入れる。玉ねぎがやわらかくなるまで15分ほど煮る。
3. 豚肉を加え、ひと煮立ちしたらアクをすくう。残りのみそを溶き入れ、火を止める。器に盛り、万能ねぎを散らし、黒こしょうをふる。

1人分　229kcal　塩分2.1g

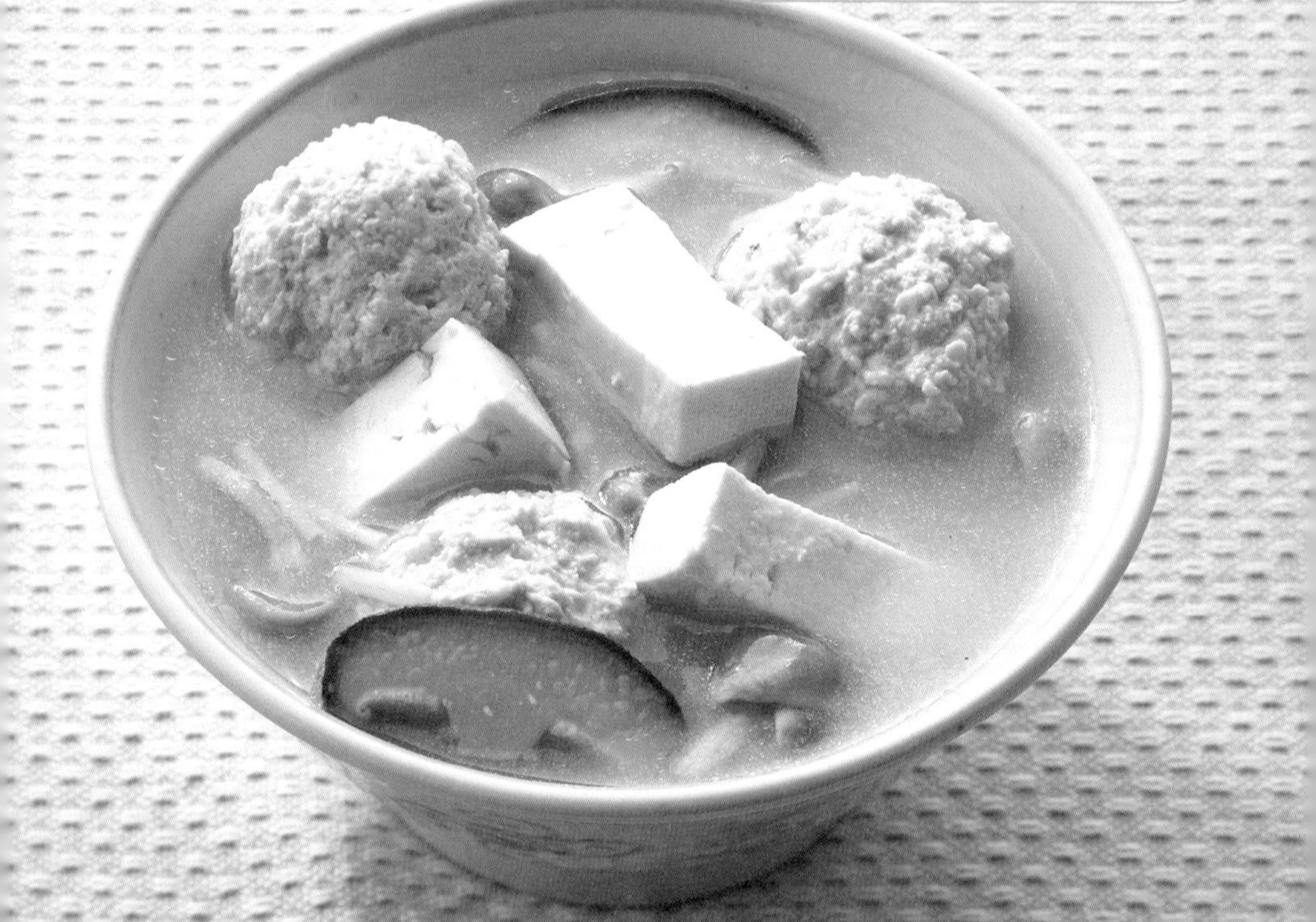

豆腐入りのだんごはふっくら

鶏だんごときのこのみそ汁

材料（2人分）

鶏ひき肉……150g
木綿豆腐……$\frac{1}{2}$丁
好みのきのこ2〜3種……計100g
だし汁……400ml
みそ……大さじ1と$\frac{1}{3}$
酒……大さじ1
塩……少々

ワンポイント

うまみたっぷりのきのこを複数の種類使えば、みそが少なくても物足りなさなし！

作り方

① きのこは石づき落とし、ざく切りにする。豆腐の$\frac{3}{4}$量は4cm幅の拍子切りにする。

② ボウルにひき肉を入れ、残りの豆腐、塩を加えて練る。6等分にしてひと口大に丸める。

③ 鍋にだし汁、酒、①を入れて中火にかける。煮立ったら②を加えて2〜3分煮る。みそを溶き入れ、ふたをして火を止め、5分ほどおいて再度温めてからいただく。

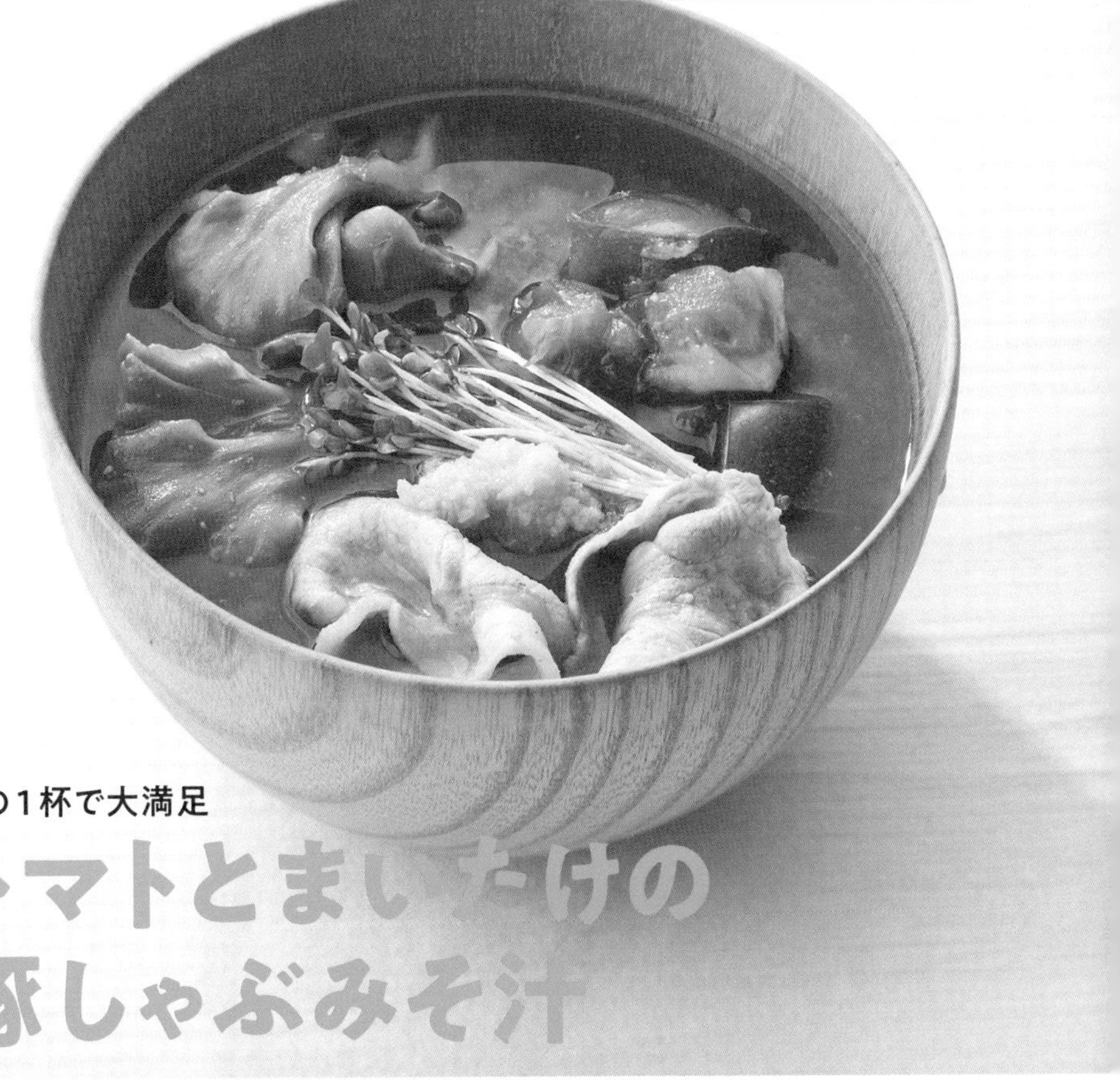

1人分 88kcal 塩分2.1g

この1杯で大満足

トマトとまいたけの豚しゃぶみそ汁

材料（2人分）

豚ロース肉（しゃぶしゃぶ用）……4枚
トマト……½個
まいたけ……100g
みそ……大さじ1と½
A
- **にんにく**（すりおろし）……小さじ⅓
- しょうが（すりおろし）……小さじ1
- だし汁……400ml
- 酒……大さじ1

しょうが（すりおろし）・
ブロッコリースプラウト……各少々

作り方

1. トマトは2cm角に切る。まいたけは大きめにほぐす。スプラウトは根元を落とす。
2. 鍋にA、①を入れて中火にかけ、煮立ったら火を弱めて2～3分煮る。みそを溶き入れる。
3. 豚肉を1枚ずつ加え、色が変わったら火を止める。器に盛り、しょうが、スプラウトを添える。

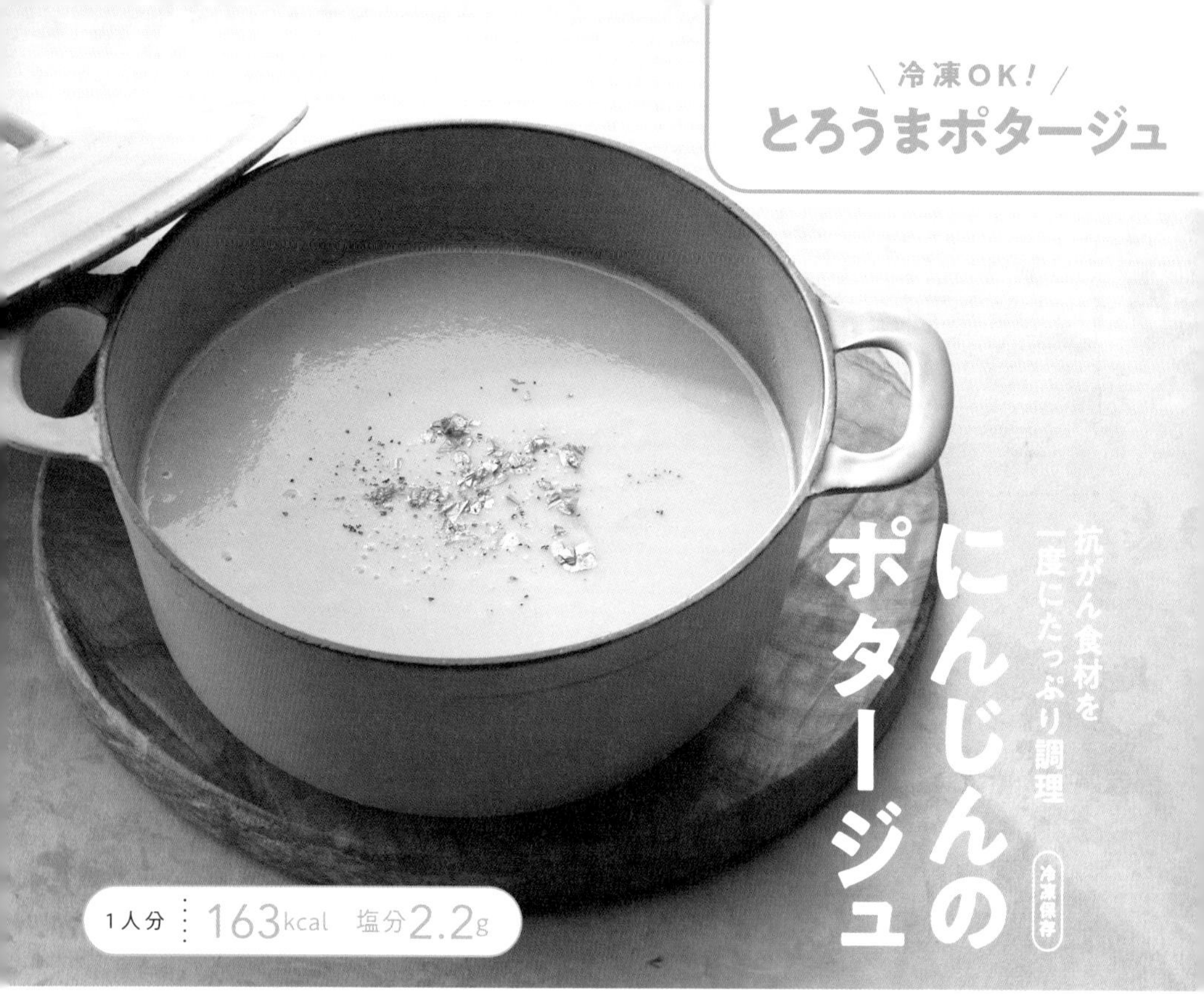

抗がん食材を一度にたっぷり調理

にんじんのポタージュ

冷凍保存

1人分 163kcal 塩分2.2g

材料（4人分）

にんじん……2本　**玉ねぎ**……$\frac{1}{4}$個
しょうが……$\frac{1}{2}$かけ
ご飯（冷やご飯でも可）……60g
昆布だし……200 ～ 250ml
塩……小さじ1
A［ みそ……大さじ$\frac{1}{2}$　バター……20g
　 昆布だし……300 ～ 350ml
オリーブオイル…………大さじ2
イタリアンパセリ・粗びき黒こしょう……各少々

作り方

1. にんじんは薄切りにする。玉ねぎ、しょうがはみじん切りにする。
2. 鍋にオリーブオイル、①、塩を入れ、中火でさっと炒める。ふたをして10分ほど蒸し煮にする。ご飯、昆布だしを加え、再度ふたをして弱火で10分ほど煮る。
3. ②をミキサーに入れ、なめらかになるまで撹拌し、鍋に戻す。
4. Aを加え、混ぜながら弱火で温める。器に盛り、パセリを添えて黒こしょうをふる。

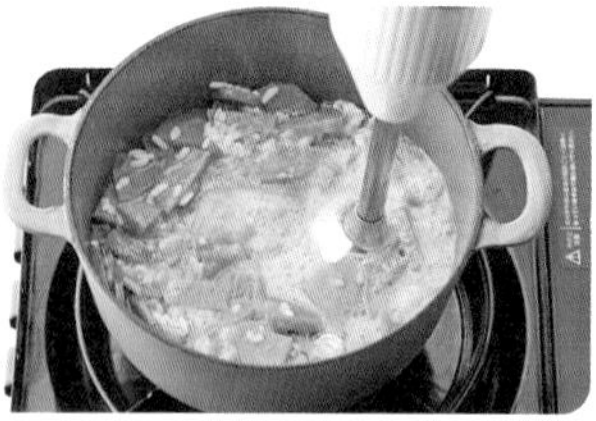

※ミキサーではなく、ハンドブレンダーを使って鍋の中で撹拌してもOK。他のポタージュも同様です。

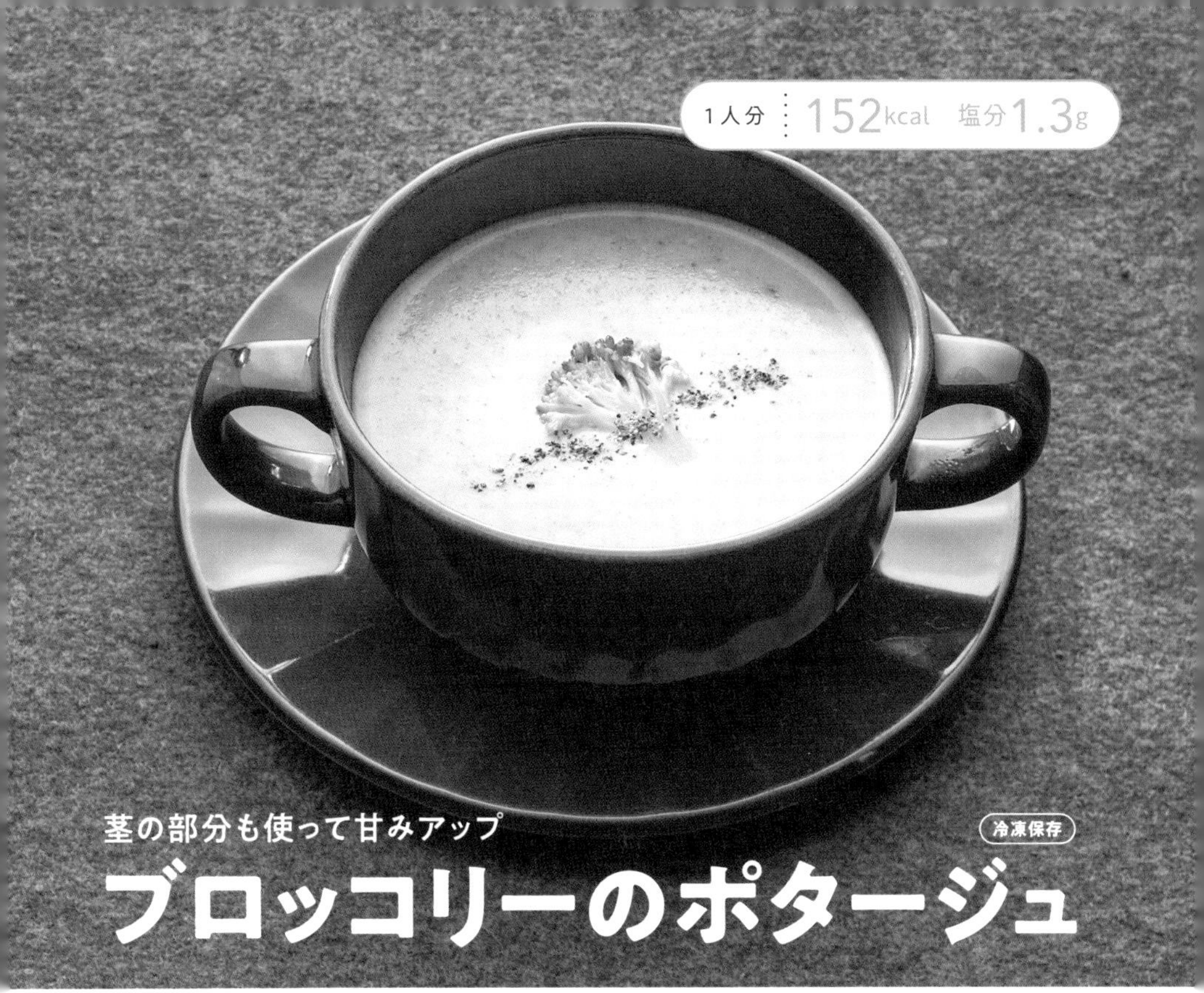

1人分 152kcal 塩分1.3g

茎の部分も使って甘みアップ

冷凍保存

ブロッコリーのポタージュ

材料（4人分）

ブロッコリー……1株　**玉ねぎ**……1個
ご飯（冷やご飯でも可）……60g
水……300 ～ 350ml
牛乳……200 ～ 250ml
顆粒鶏ガラスープの素……小さじ2
塩……小さじ$\frac{1}{4}$
オリーブオイル……大さじ2
粗びき黒こしょう……少々

ワンポイント

ポタージュは厚手の鍋を使うと上手に作れます。冷凍する場合は作ってすぐに密閉容器や密閉袋に入れ、粗熱がとれたら冷凍します。

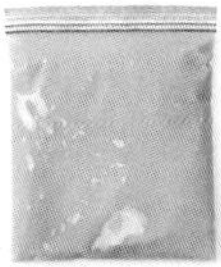

作り方

1. ブロッコリーは小房に分け、茎は厚めに皮をむく。ともに粗みじん切りにする。玉ねぎはみじん切りにする。
2. 鍋にオリーブオイル、①、塩を入れて熱し中弱火で5分ほど、野菜がしんなりするまで炒める。ご飯、鶏ガラスープの素、水を加えてふたをし、弱火で10分ほど煮る。
3. ②をミキサーに入れ、なめらかになるまで撹拌し、鍋に戻す。
4. 牛乳を加え、混ぜながら弱火で温める。器に盛り、黒こしょうをふる。

蒸し煮で素材の旨みを引き出す
キャベツのポタージュ

冷凍保存

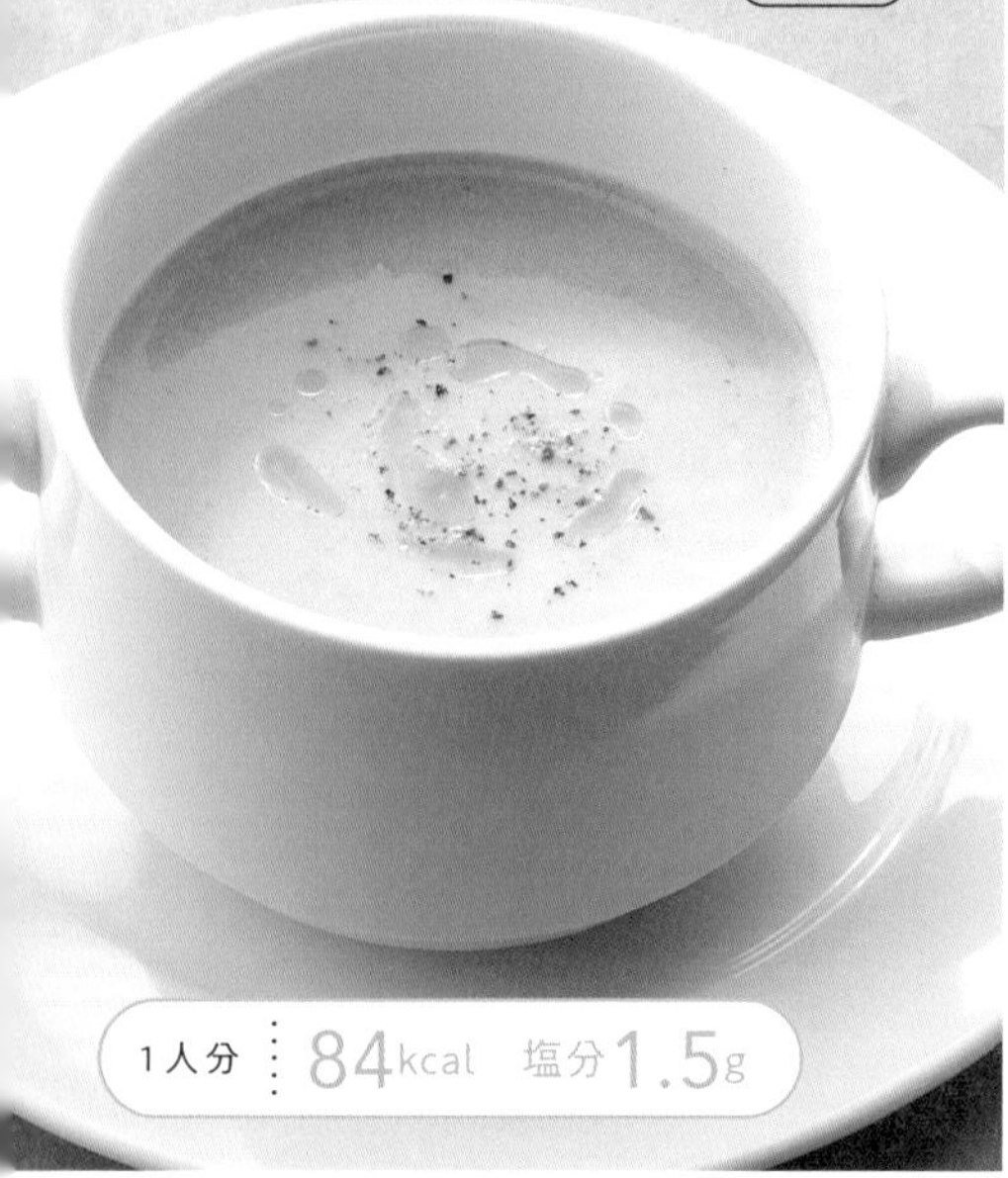

1人分　84kcal　塩分1.5g

材料（4人分）

キャベツ……1/6個（200g）　**えのきだけ**……50g
塩……小さじ1/4　オリーブオイル……大さじ1
にんにく（みじん切り）……1片分
A
- ご飯（冷やご飯でも可）……70g
- 昆布だし……300～350ml
- 顆粒鶏ガラスープの素……小さじ2

昆布だし……300～350ml
オリーブオイル・粗びき黒こしょう……各少々

作り方

① キャベツはせん切りにする。えのきは石づきを落とし、みじん切りにする。
② 鍋にオリーブオイル、にんにくを入れて弱火にかけ、香りが立つまで炒める。①、塩を加えてふたをし、弱火で3～5分蒸し煮にする。Aを加え、ふたをして弱火でさらに10分ほど煮る。
③ ②をミキサーに入れ、なめらかになるまで撹拌し、鍋に戻す。昆布だしを加え、弱火にかけて温める。器に盛ってオリーブオイルを回しかけ、黒こしょうをふる。

夏場は冷やして食べてもおいしい
トマトの和風ポタージュ

冷凍保存

材料（4人分）

トマト水煮缶……1缶（400g）
にんじん……1/4本
マッシュルーム……10個
オリーブオイル……大さじ1　塩……小さじ1
ご飯（冷やご飯でも可）……60g
昆布だし……250～300ml
みりん……大さじ1
青じそ（せん切り）……少々

作り方

① にんじん、マッシュルームは薄切りにする。
② 鍋にオリーブオイル、①を入れ、塩をふって中火で全体がしんなりするまで炒める。トマト缶、ご飯、みりんを加え、ふたをして弱火で10分ほど煮る。
③ ②をミキサーに入れ、なめらかになるまで撹拌し、鍋に戻す。
④ 昆布だしを加え、混ぜながら弱火で温める。器に盛り、オリーブオイル（分量外）をまわしかけて青じそを添える。

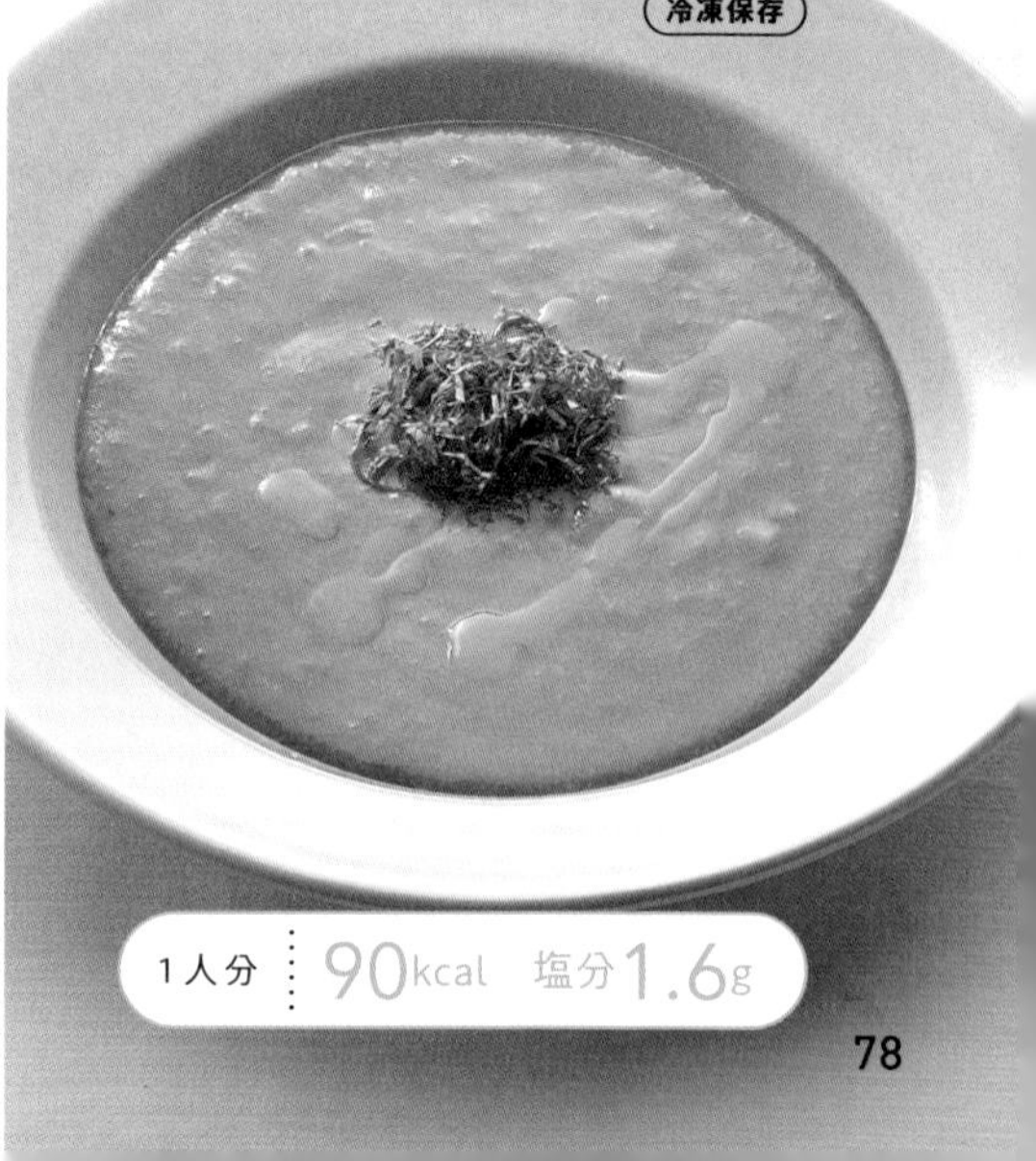

1人分　90kcal　塩分1.6g

食欲ないときはカレー粉で

玉ねぎと大豆のカレーポタージュ

冷凍保存

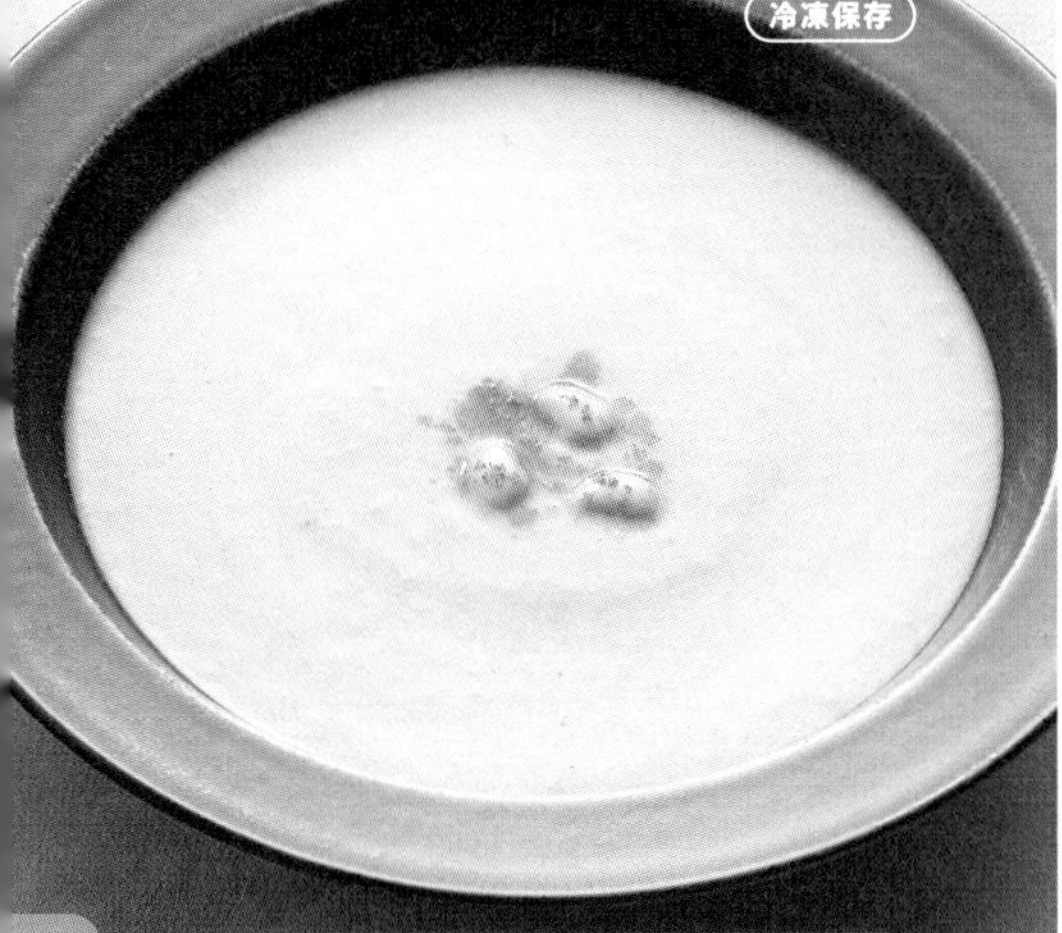

1人分 181kcal 塩分0.8g

材料（4人分）

玉ねぎ（みじん切り）……½個分
えのきだけ……100g
にんにく（みじん切り）……½片分
カレー粉……大さじ1
A ┌ **蒸し大豆**……150g
　│ ご飯（冷やご飯でも可）……60g
　└ 水……250～300ml
オリーブオイル……大さじ2
水……200～250ml　みそ……大さじ1

作り方

① えのきは石づきを落とし、みじん切りにする。鍋にオリーブオイル、玉ねぎ、えのき、にんにく、カレー粉を入れて中火にかける。5分ほど炒めて香りが立ったら、Aを加えてふたをし、10分ほど煮る。
② ①をミキサーに入れ、なめらかになるまで撹拌し、鍋に戻す。
③ 水、みそを加えて弱火で温める。器に盛って蒸し大豆・カレー粉少々（ともに分量外）を添える。

安いときに大量買いを

マッシュルームのポタージュ

冷凍保存

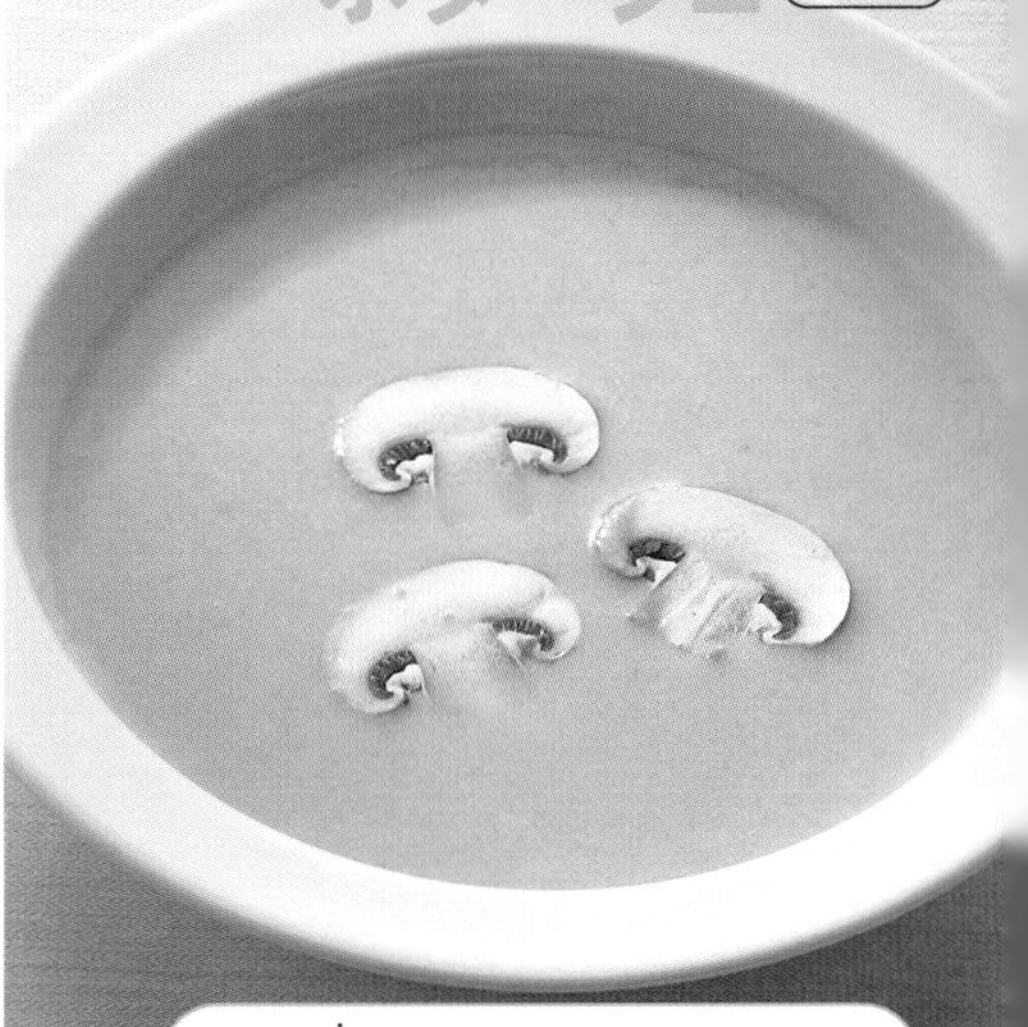

1人分 105kcal 塩分1.6g

材料（4人分）

マッシュルーム……10～20個（200g）
玉ねぎ……½個　　塩……小さじ1
A ┌ クリームチーズ……50g
　│ ご飯（冷やご飯でも可）……70g
　└ 水……300～350ml
オリーブオイル……大さじ1
水……150～200ml
塩・こしょう……各少々

作り方

① マッシュルームは薄切りにする。玉ねぎはみじん切りにする。
② 鍋にオリーブオイル、①を入れ、塩をふって中火でしんなりするまで炒める。**A**を加えてふたをし、10分ほど煮る。
③ ②をミキサーに入れ、なめらかになるまで撹拌し、鍋に戻す。
④ 水を加えて弱火で温め、塩、こしょうで味をととのえたら器に盛り、あればマッシュルームの薄切り少々（分量外）を添える。

海藻もポタージュで

わかめのクリームポタージュ

冷凍保存

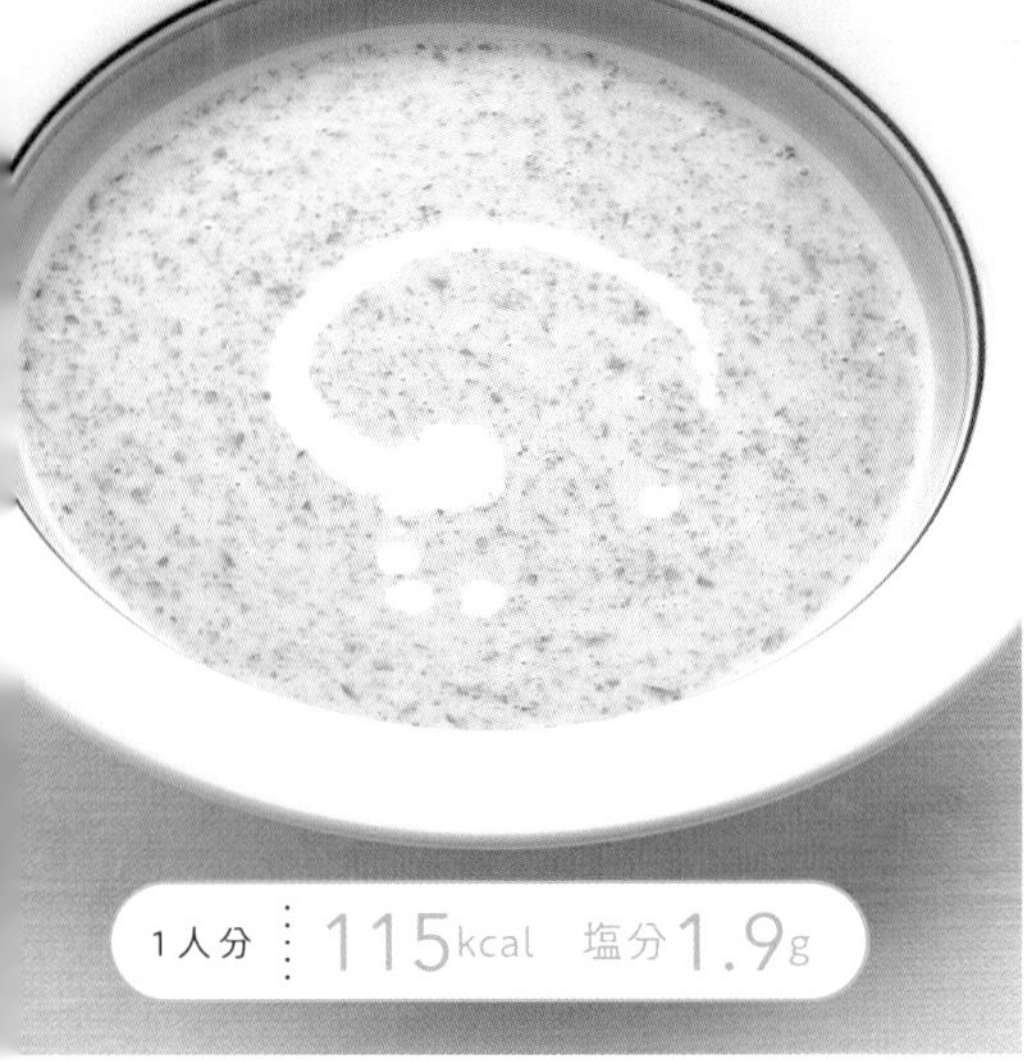

1人分　115kcal　塩分1.9g

材料（4人分）

わかめ（乾燥）……15g

マッシュルーム……6個　**玉ねぎ**……$\frac{1}{2}$個

牛乳……250～300ml

A
- ご飯（冷やご飯でも可）……60g
- 顆粒鶏ガラスープの素……小さじ2
- 水……500～550ml

オリーブオイル……小さじ2

バター……10g　塩……少々

作り方

① わかめは水でもどしてから粗みじん切りにする。マッシュルームは薄切り、玉ねぎはみじん切りにする。

② 鍋にオリーブオイル、①を入れ、中火でしんなりするまで炒める。Aを加えてふたをし、10分ほど煮る。

③ ②をミキサーに入れ、なめらかになるまで撹拌し、鍋に戻す。牛乳、バター、塩を加えて弱火で温めたら器に盛り、生クリーム（分量外）をまわしかける。

練りごまの風味が生きてる

大豆とにんにくのごまポタージュ

冷凍保存

材料（4人分）

A
- **蒸し大豆**150g
- **にんにく**（つぶす）……3片分
- オリーブオイル……大さじ2

B
- ご飯（冷やご飯でも可）……70g
- 顆粒鶏ガラスープの素……小さじ2
- 水……300～350ml

C
- みそ・粉チーズ……各大さじ1
- 白練りごま……大さじ2
- 水……200～250ml

粉チーズ・粗びき黒こしょう……各少々

作り方

① 鍋にAを入れ、弱火で香りが立つまで炒める。Bを加えてふたをし、10分ほど煮る。

② ①をミキサーに入れ、なめらかになるまで撹拌し、鍋に戻す。

③ Cを加えて混ぜながら弱火で温める。器に盛り、チーズ、黒こしょうをふる。

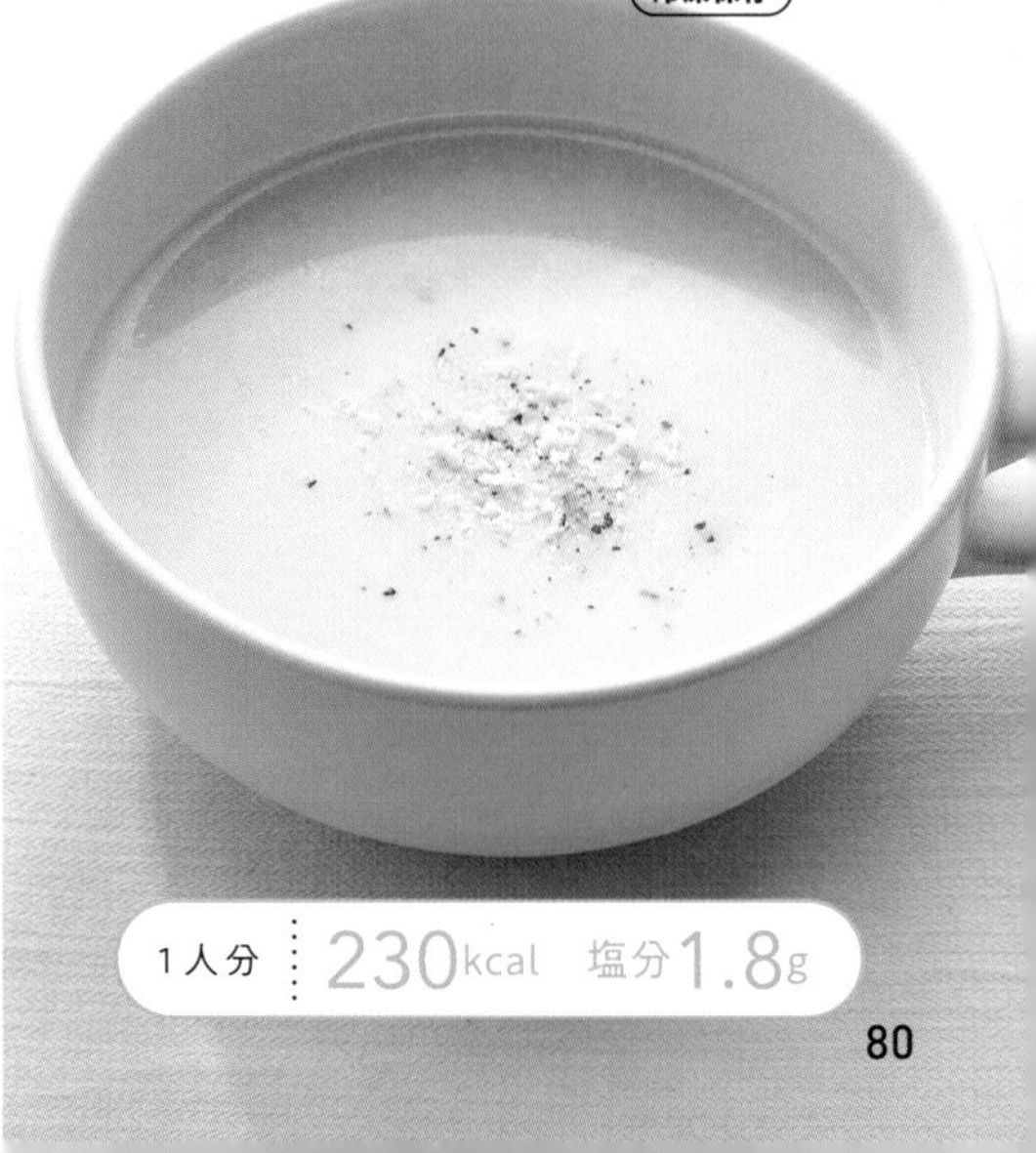

1人分　230kcal　塩分1.8g

レシピの注意点

■保存方法について■

◎スープやみそ汁のレシピは、ポタージュを除いて2人分（2食分）ですが、作り置きのアイコンがついているレシピを作り置きする場合は、保存期間に気をつけながら2～3倍量などにして調理してください。その場合は、全体に火が通るまでしっかり加熱しましょう。

◎作り置きのスープを冷蔵保存する場合は、必ず冷ましてから冷蔵庫に入れてください。入れ物はよく洗って水けをふき、清潔で乾いたものを使用しましょう。

◎冷凍保存のアイコンがついているポタージュは、しっかり冷ましてから冷凍用のジッパー付き保存袋に入れて、口を閉じて冷凍庫に入れてください。なお、ポタージュも、「作り置き」のスープと同じように、冷蔵庫で2～3日保存することも可能です。

■調味料について■

◎みそは、商品によって塩分量にかなり差があるので、レシピの分量は目安として考え、味見をして調整してください。顆粒だしや白だし、塩麹も同様です。

◎顆粒鶏ガラスープの素は、食塩が入っているものを使っています。食塩不使用のスープの素を使う場合は、小さじ1に対して塩2gを目安に加えてください。

■魚の缶詰について■

◎鮭の缶詰は、べにざけやしろざけではなく、オメガ3脂肪酸が多く含まれているカラフトマスを原料にしたものを使ってください。

◎本書のレシピの栄養価データは「日本食品標準成分表」にのっとっていますが、魚の缶詰に関しては、うまみを含む缶汁ごと使いたいため、マルハニチロ株式会社の各商品（「さば水煮」、「北海道のいわし水煮」、「あけぼのさけ」）の栄養価データを参考にしています。

◎なお、メーカーによって塩分量に違いがあるので、上記以外の缶詰を使う場合は、味見をして他の塩味調味料の量を調整してください。

自分好みの味に！
スープ＆みそ汁にちょい足しワザ

いくつか「長生きスープ」を作って飲んでみていただけましたでしょうか。

最初はぜひ、ご紹介したレシピどおりに作っていただきたいと思いますが、慣れてきたら自分流に〝ちょい足しアレンジ〟するのもおすすめです。

例えば、もうちょっとコクがほしいなと思ったら、すりごまを足したり、風味を少し強めたかったら、のりをちぎって入れたりすると、ひと味違った自分好みのスープを楽しめると思います。


次ページから、自宅の冷蔵庫や棚に常備しておくと便利な乾物や調味料、スパイスなどをご紹介します。

ぜひ、飽きずに日々継続していただけたらうれしいです。

ちょい足し乾物

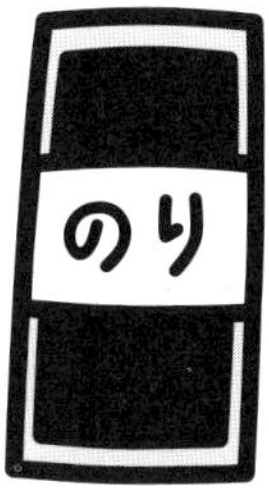

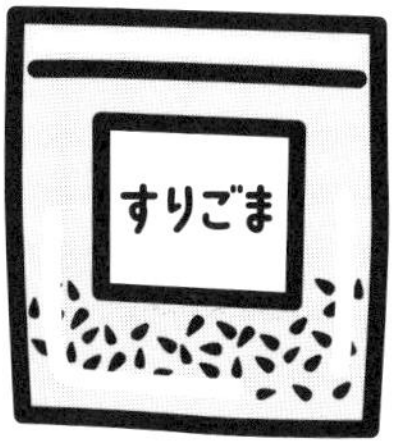

のり

少し入れるだけで磯の香りが口の中に広がります。ハサミを使わず、手でちぎって入れればOK。

すりごま

いりごまの場合は、親指と人差し指でつぶして「ひねりごま」にするとより香りが立ちます。

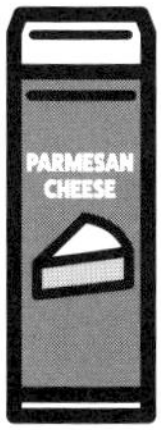

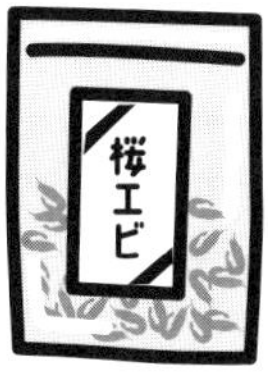

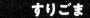

パルメザンチーズ

いわゆる粉チーズのこと。トマト系のスープに抜群に合いますが、じつはみそ汁に入れてもグッド。

削り節

入れたとたんにかつおの風味が広がるお助け食材。香りがすぐに飛ぶので、小分けパックがおすすめ。

桜えび

乾燥の桜えびを常備しておくと物足りないときにすぐ足せる具材として便利です。ただの「小えび」でも問題なし。

ちょい足し薬味

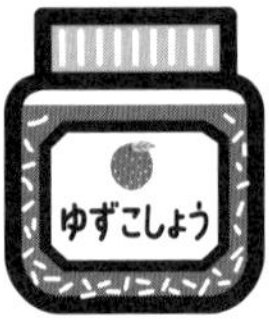

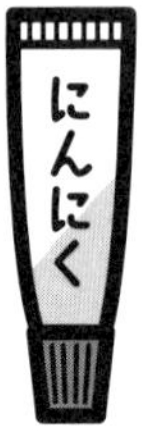

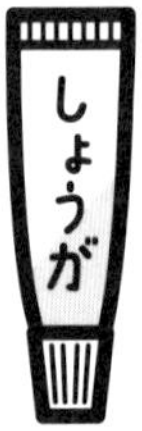

ゆずこしょう

ゆずの風味ととうがらしの辛みが味変に最高。冷蔵庫にひとビンあると、料理がワンランクアップ。

すりおろしにんにく

にんにくは抗がん作用がトップクラス。嫌いじゃないなら、何にでも少し入れるというマイルールも◎。

すりおろししょうが

実際のレシピにも多く登場していますが、味が多少薄くてもこれさえ入れれば何とかなります。

ちょい足しスパイス

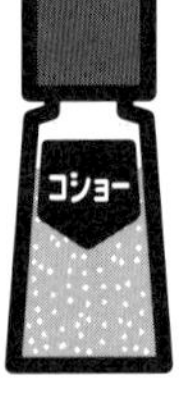

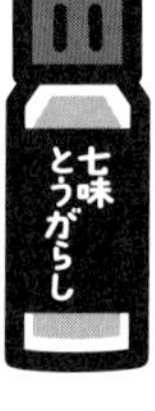

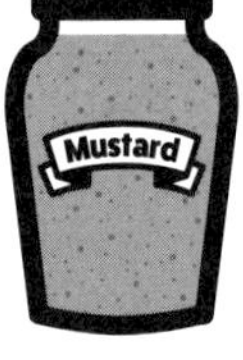

こしょう

スパイス類は味の薄さをカバーしてくれます。食卓の上には塩は置かずに、ぜひこしょうと七味を。

七味唐辛子

いわずと知れた和のスパイス。一味唐辛子より七味のほうがアクセントになるので、ぜひ常備を。

粒マスタード

独特の酸味が塩味を補強してくれます。味が薄いと思ったら塩やしょうゆではなく、まずはこれを。

ちょい足し調味料

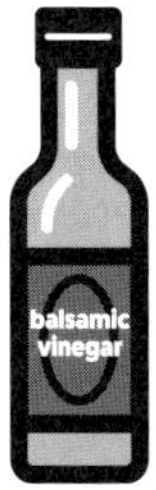

バルサミコ酢

ふつうのお酢とは違ったテイストになるので、レシピの「酢」をバルサミコ酢に換えてみるのもあり。

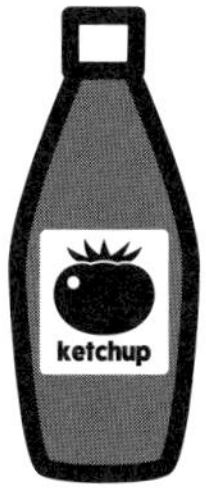

ケチャップ

トマトはうまみの宝庫。そのうまみを手軽に利用できるのがケチャップのいいところ。みそ汁にも合う!

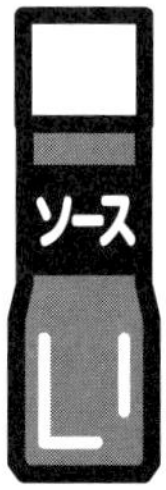

ソース

野菜たっぷりのソースはスープに入れるとコクだしに。物足りないときは小さじ1くらいから試してみて。

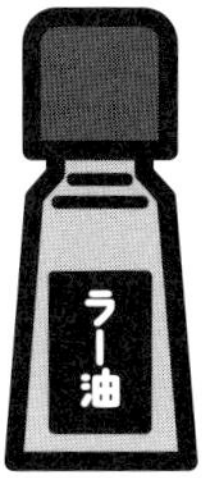

ラー油

辛みつきのごま油。レシピの材料に書かれている「ごま油」は、お好みでラー油に換えてもOK。

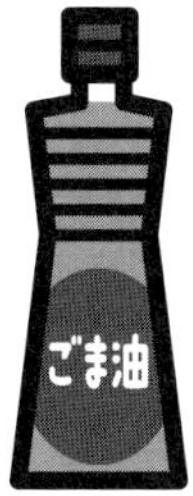

ごま油

風味を変えてくれるので、スープの香りがもし好みでなかったら、レスキューアイテムとしてどうぞ。

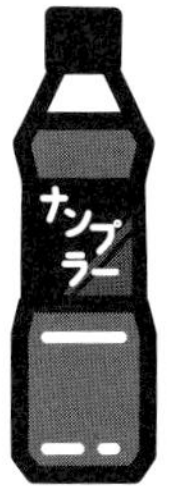

ナンプラー

タイ料理に使われる魚醤。少し入れるだけでたちまちアジアンテイストに。にんにくとの相性抜群。

抗がん食材別索引

第3章

がんに負けない食事術

この章では主食やおかずの食べ方、
食べる順番や時間についてお伝えしています。
第2章のレシピと合わせて
ぜひ実践してみください。
がんのリスクがより下がることは
間違いありません。

ご飯やパン、めん類など糖質の食べすぎで、がん進行の恐れあり

ここまでスープやみそ汁をご紹介してきましたが、汁物だけではお腹が減ってしまいます。やはり、ご飯やパンなどの主食が欲しくなりますが、ここで注意点が。
ご飯やパンには糖質が多く含まれているため、食べると血糖値が上昇しますが、血糖値が高い状態が続くと、がんが進行する可能性が高いのです。

がん細胞にブドウ糖を与えると、細胞の増殖や転移に必要な運動能力が高まるというデータがあり、血糖値が上昇すると分泌されるインスリンも、がんを進行させることがわかっています。また、高血糖の状態が長く続いて身体に慢性的な炎症が起こることでもがんが進む可能性があります。実際に、多くの研究で高血糖のがん患者さんは生存率が低いことが報告されていますし、がん診断後に低糖質の食事をしていた人

のほうが長生きしたという報告も。

つまり、食事をするうえで大切なのは、血糖値の上がりすぎを防ぐこと。そのため、私は患者さんに、主食を控えめにするようおすすめしています。

控えめにする目安としては、**朝昼晩いつでもいいので、スープを食べるときの食事はご飯やパンなどの主食を食べないか、食べても少しだけにする**、その代わりに肉や魚などのおかずを多めに食べるようにします。Ｐ92で詳しく説明しますが、スープの具材を食事の最初に食べると満腹感が増すので、主食は少なくても意外と大丈夫なものです。試しに一度、ぜひやってみてください。

すでにあるがんを消すことは難しいですが、このような「ゆるい糖質制限」で高血糖を防げば、血糖値と関わりの深い大腸がん、乳がん、子宮体がんなどは発生や進行を遅らせることができる可能性もあります。

一点だけ、大事なことを。

糖尿病で治療中の患者さんや、膵炎や肝硬変、腎機能が低下している患者さんは、糖質を制限すると危険な場合があります。実践する前に主治医に必ず相談するようにしてください。

がんを遠ざける「肉」の食べ方、選び方

主食の次は、メインのおかずについてお伝えします。

メインディッシュといえば、やっぱりお肉ですよね。ただ、じつは肉も要注意。肉のなかには、がんのリスクを上げるものがあるのです。

まずは加工肉。**ベーコン、ハム、ソーセージ、サラミ、コーンビーフ、ビーフジャーキーなどの加工肉**は、製造過程で発がん性のある亜硝酸ナトリウムなどの食品添加物が加えられています。世界保健機関（ＷＨＯ）の専門組織は、加工肉をタバコやアスベストなどと同じく「発がん性の十分な証拠があるグループ」に分類しています。

また、牛肉、豚肉、羊肉などに含まれるへム鉄は、食べ物として摂りこまれると体内で活性酸素を作り出し、がんのリスクを高めると考えられています。

とはいえ、それらの肉を食べたからといって、すぐにがんが進行するわけではありません。研究によると、加工肉は1日の摂取量が50g増えると大腸がんリスクが18%上昇することがわかっています。50gというのは、ウインナーだと1本20gとして2・5本、ハムだと1枚13gとして4枚程度。例えば**毎朝、ハムエッグでハムを4枚食べていたり、ウインナーを2~3本食べていると、食べていない人よりも約2割、大腸がんのリスクが上がる**というわけです。

また牛肉や豚肉は、摂取量が1日100g増えると大腸がんのリスクが17%上昇し、さらに、その他のがんのリスクも高めるという結果が出ています。ただ、日本人はもともと肉の摂取量は少ないほうなので、牛肉や豚肉全般を避ける必要はないと思います。

それよりも、バターやラードといった飽和脂肪酸という脂が、がんのリスクを確実に上げることがわかっているので、肉類のなかで**飽和脂肪酸が多く含まれている豚バラ肉や牛カルビ、鶏の皮などは食べすぎ注意**です。

いずれにせよ、肉はたんぱく質などを豊富に含む健康に欠かせない食材なので、脂の少ないヒレ肉や鶏肉などを賢く選んで上手に食べていきたいですね。

「スープファースト」で健康効果が倍増

ここまで、ご飯やパンなどの主食や肉の食べ方について紹介してきましたが、もうひとつ、がんリスクを下げるために欠かせない食事のポイントがあります。

それが、食べる順番です。Ｐ88で「血糖値が高くなるとがんが進行するリスクが高まるため、お米やパンなどの主食は控えめに」という話をしましたが、食後の血糖値の上昇は、何から食べるかによっても大きく変わってきます。

食べる順番の理想は、

①汁物や副菜の野菜
②肉や魚のおかず
③ご飯やパンなどの主食

です。

食物繊維が豊富な野菜を先に食べて、糖質を多く含む主食を最後に食べるということです。

野菜を先に食べるベジファーストは、ダイエットや糖尿病予防に有効な食事法なので、ご存じの人も多いと思います。**野菜に多く含まれる食物繊維は、腸で糖の吸収を遅らせて食後の急激な血糖値の上昇を防いでくれます。**

そこで、サラダや野菜の副菜があれば、それから食べてももちろん有効なのですが、野菜はスープやみそ汁の具しかないという場合は、ぜひスープを一番先に食べる「スープファースト」を実践してみてください。

ポイントは、食物繊維をとるためにスープの具材を食べること。汁にも栄養が多く含まれているのでぜひ飲んでいただきたいですが、それはご飯と一緒でも構いません。

また、スープファーストは血糖値を上げにくくしてくれるだけではありません。具材を先に食べることで、噛んだときの刺激が満腹中枢に働き、満腹感をもたらして主食の食べすぎの予防にもなるので、ダブルで血糖値の上昇を抑えることにつながるのです。

がんを遠ざけるスープファースト生活。ぜひ実践してください。

みそ汁はがんリスク下げるが塩分に要注意

私の患者さんで、膵臓がんの手術後に局所再発したにもかかわらず、食事などのセルフケアだけでがんが進行しないまま数年間、元気に過ごしている女性がいることは「はじめに」で紹介しましたが、聞くと、抗がん食材を使った野菜たっぷりの具だくさんみそ汁を毎朝のルーティンにしていました。みそ汁は、具材の栄養に加え、大豆を発酵させたみその健康効果も同時に得ることができる非常におすすめのスープです。

みそなどの大豆食品に含まれるイソフラボンには、強力な血管新生阻害作用があります。血管新生とは血管を作り出す機能のことで、がんはこの機能を活用して成長するため、阻害することでがん予防につながるのです。

日本人を対象にした大規模な調査でも、**みそ汁の摂取が多くなるほど、乳がんにな**

りにくいといった結果や、大豆食品やみそ汁を多く食べている人は胃がんになった場合の死亡リスクが３割低下していたという報告もあります。

また、みそなどの発酵食品は腸内環境を改善してくれますが、腸内環境とがんは深い関わりがあります。がん患者さんの腸内細菌は全体的に種類が減っていたり、特定の悪玉菌が増えていることがわかっています。例えば、大腸がんの患者さんの腸内には歯周病の原因菌であるフソバクテリウム・ヌクレアタムが多くみられ、この菌が多い患者さんは抗がん剤が効きにくく、生存率が低下するという報告もあります。

つまり、みそで腸内環境を整えれば、**がんの予防だけでなく、がんの治療効果が高まる可能性がある**ということなのです。

ただ、みそ汁の唯一のデメリットは塩分量。塩分のとりすぎは胃がんのリスクを高めることは多くの研究から明らかです。この本で紹介しているみそ汁のレシピはなるべく塩分を控えめにしましたが、薄いみそ汁はおいしく感じないのも事実。どうしてもスープよりは塩分が濃くなりがちです。そのため、みそ汁だけにかたよらず、スープとバランスよく作っていただければと思います。

デザートのフルーツ、食べるなら がんリスクを下げるものを

フルーツをたくさん食べる人は、がんになりにくいことをご存じでしょうか？

日本人を対象とした研究では、**フルーツをほとんど食べない人に比べて、週に1回以上食べる人は胃がんの発生率がおよそ30%低い**という結果が報告されています。

フルーツに含まれる、ビタミンやミネラル、食物繊維などの栄養素は、がんリスクの低下に欠かせません。なかでも抗酸化作用や抗炎症作用を持つポリフェノールは、がんの予防や治療をサポートする効果も期待されています。

現在、特定のフルーツとがんリスクの明らかな関係は証明されていませんが、動物実験などで効果が報告されているものもあるので、おすすめのものを5つ紹介します。

まずは、**アサイー**。アントシアニンなどのポリフェノールが豊富で、抗酸化作用、抗炎症作用、血管新生阻害作用が確認されており、がんの抑制に効果的。アサイーの

ポリフェノールはココアの約４・５倍、ブルーベリーの約18倍にもなります。鉄分、食物繊維、カルシウム、ビタミンＣもとることができるスーパーフードです。

続いてブラックベリーやブルーベリーもアントシアニンが多く、高い抗酸化作用を誇ります。特に**ブラックベリー**はナチュラルキラー細胞という免疫細胞を活性化し、大腸がんの発症や進行を抑える可能性が指摘されています。**ブルーベリー**も高い抗酸化作用と抗炎症作用があり、乳がんのリスクを下げるという報告も。

さらに、**りんご**もポリフェノールが豊富で、その中のフロレチンという成分は、がん細胞が増えるのを抑えて死滅に導く作用などがあり、注目されています。

最後は、**みかんなどの柑橘系のフルーツ**。がんを抑制する抗酸化成分のビタミンＣやカロテノイドが豊富で、乳がんのリスク低下も期待できます。

フルーツの摂取量の目安は、１日約１００ｇ、りんごなら１／２個分程度です。

気をつけたいのは、フルーツジュース。フルーツ本来の果糖だけでなく、シロップや果糖ブドウ糖液糖など高い濃度の加糖が添加されている場合があるため、高血糖を招いてがんのリスクを高める恐れがあります。フルーツをとるならジュースではなく、生のものがおすすめです。

がん専門医がすすめる「おやつ」ベスト3

デザートの次はおやつ。せっかく食べるなら、がんに効果的なものを選びたいという人におすすめのおやつを３つ紹介します。

まずは、ナッツ。食物繊維、ビタミン、ミネラルに加え、天然のポリフェノールであるエラグ酸、オメガ３脂肪酸のαリノレン酸などの抗酸化成分が豊富。がんを予防する効果が多くの研究で報告されています。

ナッツをよく食べる地中海食の効果を調査した比較試験では、週３回以上にぎりこぶし程度の量のナッツを食べる人は、がんによる死亡リスクが40%低下し、大腸がんや乳がんの患者さんを対象とした研究でもがんの再発を減らす、または生存期間を延長する効果がわかっています。

おすすめの種類は、木になっているナッツ。**ピスタチオやくるみをはじめ、アーモ**

ンド、カシューナッツ、ヘーゼルナッツ、マカダミアナッツなどがあります。ただし脂質が多くカロリーオーバーを招きやすいため、食べすぎには注意が必要。

次は、ヨーグルト。乳酸菌やビフィズス菌など、善玉菌を多く含む発酵食品で、腸内環境の改善が期待できます。

最近の研究で、腸内環境の乱れはがんを含むさまざまな病気の原因になることがわかってきました。がん患者さんの腸内細菌は、健康な人に比べて細菌の多様性が減っていることも研究で明らかになっています。

腸内環境を整えるには、乳酸菌などの善玉菌と、そのエサとなる食物繊維などの両方をとる必要があります。食べる際は、**砂糖の入っていないプレーンヨーグルトに善玉菌のエサとなるオリゴ糖をかけると効果的**です。

3つめは、ハイカカオチョコレート。チョコレートの原料であるカカオ豆には、抗酸化作用や抗炎症作用のあるポリフェノールが豊富で、がん予防のほか、動脈硬化、高血圧、脳卒中などの病気を予防する効果が期待できます。おすすめは、**無糖でカカオの配合が高いブラックチョコレート**で、血糖値の低下も期待できます。

「遅い夕食」はがんのリスクを上げる

最近の研究で、「夕食の時間が遅い人は、がんのリスクが高まる」という結果が報告されました。がんのリスクには、何をどの順番で食べるかに加えて「いつ食べるか」という食事のタイミングも深く関わっています。

この結果は、フランスの4万人以上を対象とした研究によるもので、**1日の最後の食事を21時半以降に食べる人は、女性の乳がんリスクが1・5倍、男性の前立腺がんリスクが2・2倍高くなっていました。**

遅い時間に夕食を食べたことで、睡眠や覚醒、体温や血圧、ホルモン分泌など、体の活動を約24時間周期で調節しているサーカディアンリズム（体内時計）が乱れ、ホルモンの分泌量が変化し、ホルモンと関係の強いホルモン依存性がんのリスクが高まったと考えられます。

また中国の研究では、夕食から2～3時間以内に就寝する人は、4時間以上経ってから就寝する人に比べて大腸がんのリスクが2・5倍高くなっていました。同様に、夕食後すぐに就寝する人は、乳がんや前立腺がんのリスクが高くなるという報告もあります。

つまり、**食べてすぐ寝る人はさまざまな種類のがんになりやすい**のです。

さらに「夜間に食事をするとがんの再発リスクを高める」という報告もあります。アメリカの早期乳がん患者を対象とした食事調査で、夕食後から翌日の朝食までの夜間の絶食時間が13時間未満の女性は、13時間以上の女性と比べて、再発率が36％、死亡率が21％高かったことが報告されています。

夜間の絶食時間が短い人は、長い人に比べて血糖値が高い傾向にあります。血糖値が高い状態が続くとがんが進行することがわかっていますので、がん患者さんにとって夜間の絶食時間を長く保つことはとても重要なことなのです。

3食の時間はできるだけ規則正しくし、夕食は可能な限り早い時間に食べるようにしてください。食べてから寝るまでは最低でも3時間は空け、夜食は避けること。もし夕食が遅くなった場合は、夜間の絶食時間を確保するために、翌日の朝食は少し遅めの時間に食べるなどの工夫をするのもひとつの手だと思います。

「朝食抜きの人」も がんになりやすい

１日の始まりである朝は、エネルギーや栄養をもっとも必要とする時間帯。健康を維持する上で朝食は欠かせません。そのため、朝食を抜くと体重が増加しやすくなり、肥満のリスクを高め、さらに高血圧、脂質異常症、糖尿病などの生活習慣病につながり、心臓や血管の病気にかかりやすくなることが報告されています。こういった病気のリスクが増えるために、朝食抜きの人は寿命が短くなるということもわかっています。

さらに朝食は、がんのリスクとも深く関係しています。

アメリカの７０００人を対象とした研究では、**朝食を毎日食べる人に比べて、朝食抜きの人はがんによる死亡リスクが52%上昇し、すべての死因による死亡リスクはなんと69%も上昇**していました。

日本人を対象とした研究でも、朝食抜きのグループでは、がんを含めたすべての死因による死亡リスクが、男性で43％、女性で34％増加し、特に循環器系の病気で死亡するリスクが高くなっていました。

朝食を抜くとどんながんになりやすいのでしょうか。朝食と消化系がんの発症率を調べた中国の大規模な観察研究では、朝食抜きのグループでは食道がんのリスクが２・７倍、大腸がんのリスクが２・３倍、肝臓がんのリスクが２・４倍、胆道がんのリスクが５・４倍高くなっていました。

さらに週に１〜２回朝食を食べるグループでは、胃がんのリスクが３・５倍、肝臓がんのリスクが３・４倍になっていました。**朝食をまったく食べない、あるいはときどき食べる人は消化器系のがんのリスクが高くなる**ということです。

朝食は、がんのリスクを減らすためにもできるだけ毎日食べることをおすすめします。ただし、添加物の入った菓子パンと砂糖入りの缶コーヒーといった組み合わせは食べすぎるとがんリスクを高める恐れがあるため、注意してください。

カップ麺、スナック、清涼飲料水、ハンバーガーなどにご用心

「超加工食品」という言葉を聞いたことがあるでしょうか？

加工食品は、味や見た目をよくする、あるいは長期間常温で保存できるようにたくさんの添加物や保存料を加えた食品のこと。そのなかでも加工の度合いが最も高いランクに入るのが、超加工食品です。**コンビニやファーストフードで売っている、菓子パン、カップ麺、袋入りスナック、砂糖を使った甘いデザート類、清涼飲料水、加工肉を使ったハンバーガーなど**がそれに当たります。

超加工食品には、糖分や塩分、飽和脂肪酸やトランス脂肪酸などの身体に悪い油、防腐剤、色素発色剤など非常に多くの添加物が入っていて、日常的に食べ続けると、心臓や血管の病気、肥満や脂質異常症、高血圧、糖尿病などの生活習慣病や内臓脂肪の増加によってがんのリスクが高まります。

フランスの10万人を対象とした研究では、**超加工食品を最も多く食べるグループでは、最も少ないグループに比べて、がんの発症リスクが20％以上高くなっていました。**また、どんながんになりやすいかについても、世界中でさまざまな研究が行われています。３つの大規模な観察研究をまとめた解析では、大腸がんの発症リスクが30％上昇し、特に肛門に近いＳ状結腸や直腸のがんリスクが70％も高くなっていました。大腸がんは食べ物によってリスクが左右される代表的ながんで、とくに注意が必要といえます。

超加工食品の中でも、がんリスクを高める危険因子として特に注意したいのが、ジュースやソーダなど砂糖入りの飲料です。フランスの研究では、砂糖入り飲料を１日わずか１００㎖多く摂取するだけでがんの発症リスクが18％上昇したという報告も。

いまのところ日本人を対象とした超加工食品の研究データはありませんが、日本にもコンビニが普及して超加工食品の消費量が年々増えていることから、がんのリスクが高まることが予測されています。**できるだけ生の食材を調理すること、コンビニに行く回数をできるだけ減らすことをおすすめします。**

お酒を1杯減らして
コーヒーを飲もう

お酒は多くのがんに関係していて、飲酒量が増えるにしたがって、さまざまながんのリスクが増えるのはまぎれもない事実です。お酒を飲む量をなるべく控えて、飲むにしても休肝日を設けることが大事ですが、そうは言っても、お酒好きの人にはなかなか難しいのも事実。

そこで、提案したいのは、例えば食後のお酒を1杯、コーヒーに置き換える方法です。**食事中に飲んでいたビールや焼酎の水割りやハイボールを惰性で食後にも飲むのではなく、お酒をやめてコーヒーにする**のです。

というのも、以前から、コーヒーに含まれるポリフェノールは生活習慣病やがんを防ぐと言われていましたが、最近でもコーヒーによるがん予防効果については、国内外の多くの研究から明らかになっているからです。

過去に報告された40の研究を解析したところ、最も多くコーヒーを飲む人は、最も少なく飲む人に比べ、すべてのがんのリスクが減少していました。なかでも、コーヒーの摂取によって、前立腺がん、子宮体がん、口腔がん、皮膚がんなどのリスクが低下することが確認されています。日本でもおよそ9万人を対象に、コーヒー摂取と肝臓がんの発生率との関係について調べた大規模な研究があります。この研究によると、**コーヒーをほとんど毎日飲む人は、ほとんど飲まない人と比べ、肝臓がんのリスクが約半分に減少し、さらに1日5杯以上飲む人は、肝臓がんのリスクが4分の1にまで低下**していました。

お酒好きには要注意な肝臓がんのリスクがコーヒーで下がるというのは、なんだか帳消しみたいで〝置き換え〟をやってみたくなりませんでしょうか？

コーヒーを夜に飲むと眠れなくなるから苦手という人もいるかもしれませんが、ご安心を。カフェイン抜き（デカフェ）でも同様の効果があるとのことなので、気になる人はカフェイン抜きをどうぞ。また、インスタントコーヒーでも効果は変わらないというデータがありますが、市販のコーヒー飲料には砂糖をはじめ糖分がたくさん入っているものがありますので、注意してください。

体験談

「〝抗がんみそ汁〟でがんの進行を食い止めています」

鳩原 世津子さん

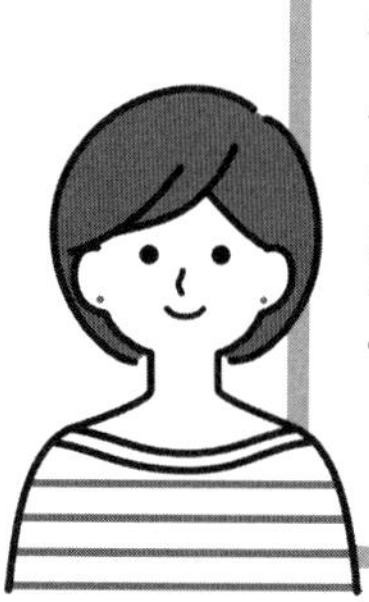

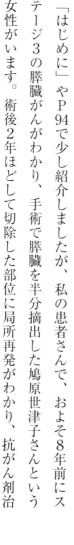

「はじめに」やＰ94で少し紹介しましたが、私の患者さんで、およそ8年前にステージ3の膵臓がんがわかり、手術で膵臓を半分摘出した鳩原世津子さんという女性がいます。術後2年ほどして切除した部位に局所再発がわかり、抗がん剤治療を1年間行いましたが、本人の希望で治療を中止しました。

その後、定期的な経過観察で、がんの活動性を示す腫瘍マーカーの値は年々下がっていき、現在まで元気に過ごしています。本人に聞いてみると、食事に気をつけるようになり、朝は毎日具だくさんのみそ汁を飲んでいるとのことでした。

「抗がん剤の治療中は、ひどい口内炎の副作用に悩まされ、食事も満足にできませんでした。1年経ったころに抗がん剤の中止をお願いし、自分にできることはないかと考えた末、佐藤先生にもアドバイスをいただいて食事によるセルフケアを始めました」と鳩原さん。


「手術で膵臓を半分摘出したので、インスリンの分泌が弱く、入院中は糖尿病食を食べていました。その献立を参考に、本やインターネットで身体にいい食事について調べ、野菜やきのこ、海藻など6～7種類の食材を入れた、具だくさんみそ汁にたどりつきました」

　鳩原さんにみそ汁の具材を聞いてみると、キャベツやブロッコリー、豆腐、わかめ、しめじ、にんじんなど、抗がん作用のある10種の食材を非常に多く取り入れていました。まさに、〝抗がんみそ汁〟ともいうべきメニューを自分で作り出していたのです。

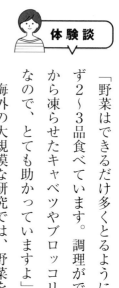

「野菜はできるだけ多くとるように心がけています。朝と夜は、野菜の副菜を必ず2〜3品食べています。調理ができるだけ楽になるように、冷凍庫には茹でてから凍らせたキャベツやブロッコリーなど常備菜を保存しています。毎食のことなので、とても助かっていますよ」

海外の大規模な研究では、野菜をたくさん食べる人は、がんだけでなくそのほかの原因も含めた総死亡リスクが最大で40%以上減少することが報告されていますから、鳩原さんの野菜をたっぷりとる食事術はまさに健康長寿にうってつけというわけです。

また主食についても、ゆるい糖質制限を実践されていました。

「朝は、具だくさんみそ汁を食べるだけでお腹がいっぱいになるので、主食は抜いています。昼は玄米パンやそば、夜は雑穀米など色のついた食材を選んで食べています」

白米でがんが増えるという研究データはありませんが、白米や白い食パン、うどんなどの精製された炭水化物は玄米や雑穀米などの未精製の食品よりも食物繊維が少なく、血糖値が上がりやすいため、糖尿病のリスクを高めることが報告さ

鳩原さんのある日の朝食

野菜の酢の物

お酢には内臓脂肪や血圧の改善効果などがあるので、生活習慣病予防に最適です。

きゅうりのぬか漬け

ぬか漬けは乳酸菌による発酵食品。腸内環境にいいのでおすすめです。

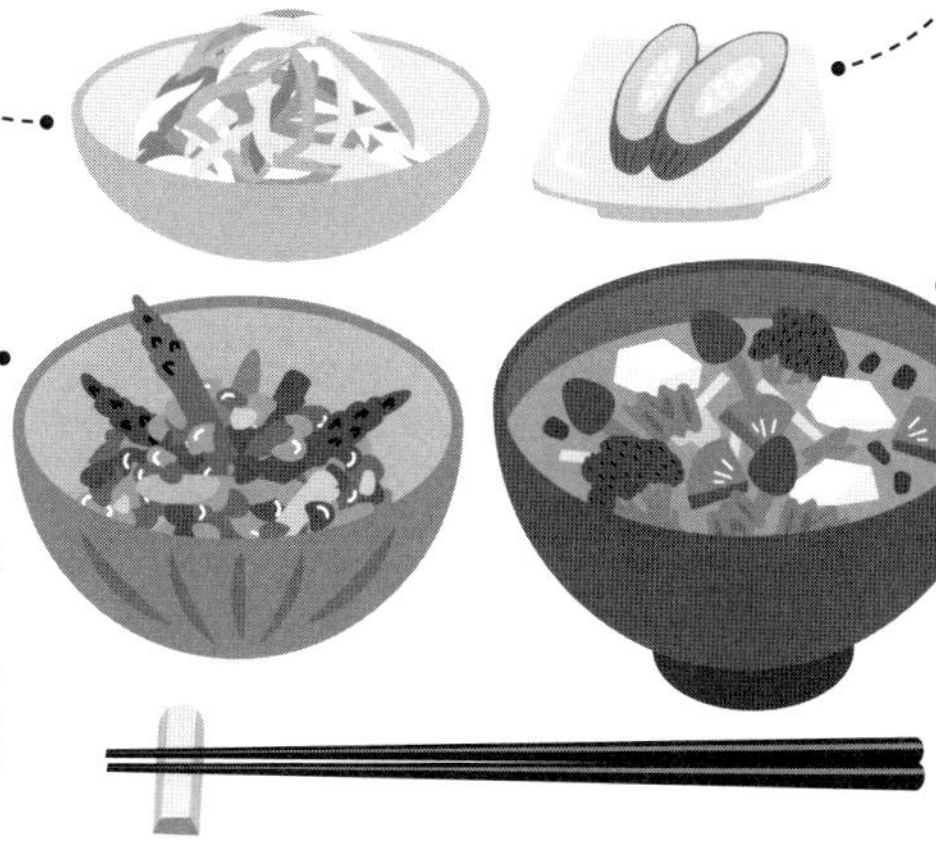

ごまあえ

アスパラガスと納豆のあえもの。納豆は大豆食品でもあり発酵食品でもあるのでダブル効果が。

具だくさんみそ汁

この日はブロッコリー、キャベツ、豆腐、にんじん、わかめ、しめじと抗がん食材がたっぷり。

れています。

「おかずは魚が中心です。甘酢のあんかけやポン酢をかけたりして食べます。塩分はできるだけとらないようにしているので、鮭などは無塩のものを選び、みそ汁のみそも薄めに作っています。お肉は、月に2~3回、焼き肉やすき焼きを食べる程度。ほかにはヨーグルトや牛乳、りんご、バナナ、キウイ、オレンジなど毎日1皿分のフルーツを食べ

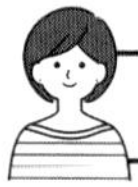

体験談

るようにしています」

塩分を控えることや抗酸化作用や食物繊維の多いフルーツを毎日とる習慣もがんリスクを下げるのに有効です。

「がんがわかるまでは甘いものを好きなだけ食べるなど、暴飲暴食することが多かったのですが、食事を変えてからは身体の調子もいいと感じています。治療の影響も大きいですが、体重も10kg以上減りました。これからも続けていきたいですね」

みそ汁だけでも効果が期待できますが、鳩原さんのようにその他の食事も食べ方を工夫することで、がんのリスクをより下げることが期待できます。ぜひ、参考にしてみてください。

第4章

食事にまつわる6つの大誤解

がんに関する間違った情報が
世に広まっていることはよくあります。
食事についても例外ではありません。
多くの人が勘違いしている
「がんに関する食事の誤解」を
ご紹介します。

食事の誤解 1

食べ物でがんが消える

本屋さんに行くと、がん患者さんに向けた食事術やレシピを紹介した本がたくさん並んでいます。その多くは医師や栄養士などの専門家が監修していて、説得力も感じられ、思わず手に取ってしまいたくなるものがあるのはたしかです。

しかしよく見てみると、科学的根拠のない情報を堂々と掲載している本も多くあり、なぜこんなデタラメな本が出回っているのかと驚くことがしばしばあります。

食事の質を上げることで、がん患者さんの生存率が高まったり、がん治療のサポートにつながったりする可能性はありますが、食事によって今あるがんが消えることはありません。実際、現在まで世界中で食事とがんに関する動物研究や人を対象とした臨床研究がたくさん行われてきましたが、**特定の食事でがんが消えると断定できるような科学的根拠は証明されていません**。

「食事ががん患者さんの生存率を高める」のなら、がんがよくなっている（＝消えている）のでは？と思うかもしれませんが、がん患者さんの死因はがんだけではありません。がんになると血栓ができやすくなるため、心筋梗塞や脳梗塞などその他の疾患で亡くなる人も多いのです。食事の質を高めることで、そうした疾患のリスクが減り、結果的に生存率が高まる可能性があるということです。

「がんが消える」といったような強い言葉によって、苦しい抗がん剤治療やリスクのある手術をしなくても食事だけでがんが治ると信じ、安易に標準治療を放棄してしまう人がいるかもしれません。がん治療の選択は命に直結することですから、私は問題だと思います。

この本で紹介している食事術は「がんを消すため」ではなく、「がんになるリスクを減らすため」であり、「たとえがんになっても長生きできるようにするため」のものです。

そういった科学的根拠のある食べ方を1冊にまとめた「がんに関する食事本」というのは、少なくても日本国内ではまだ珍しいのではないかと考えています。

食事の誤解 2

にんじんジュースが
がんに効く

がんに効く野菜といえば、にんじんを思い浮かべる人も多いかもしれません。がんの食事療法として有名なゲルソン療法が、たくさんのにんじんジュースを飲むことをすすめているのが理由のようです。正式なゲルソン療法は、新鮮な野菜や果物のジュースを1日13杯以上摂取することが条件とされています。

確かににんじんには、抗酸化作用のあるβカロテンが豊富で、体内の酸化を防ぐ効果が認められています。しかし世界じゅうの研究を探してみても、「にんじんジュースとがん」に関する論文は非常に少なく、がんが縮小・消失したという症例報告も見つかりませんでした。乳がんの患者さんに3週間新鮮なにんじんジュースを飲んでもらった比較試験でも、酸化ストレスが減った一方、炎症マーカーに変化はなく、**がんに効くエビデンスは得られません**でした。

とはいえ、こうした代替補完医療を頭から否定するつもりはありません。にんじんが健康にいいことは確かですし、がんに効くと信じて続ければプラセボ効果が期待できるかもしれません。しかし、気をつけなくてはいけないことがいくつかあります。

そもそも、がん患者さんが毎日大量のにんじんジュースを飲むというのはあまり現実的ではないということです。**もし飲めたとしても、お腹いっぱいになって他の必要な食べ物がとれなくなってしまっては本末転倒です**。

また、にんじんには野菜の中でもトップクラスに糖質が含まれていて、さらにジュースにすることで食物繊維も取り除かれるため、血糖値が上がりやすくなります。血糖値の上昇で分泌されるインスリンはがんを進行させる可能性が指摘されていますので注意が必要です。特に糖尿病の患者さんにはおすすめはできません。

がんの患者さんは食物繊維を多くとることがすすめられているので、にんじんジュースにするより、生やそのまま調理して食べましょう。Ｐ27でも紹介していますが、にんじんはそのまま食べることでさまざまながんの予防に効果があることがわかっています。にんじんはジュースではなく、ぜひ食材として食べてください。

食事の誤解 3

がんには「断食」が効果的

近年、芸能人が発信するファスティングなどで身近になった断食。数時間から数日間にわたり絶食する健康法で、最初はダイエット法として注目を集めましたが、最近ではいろいろな病気の予防や治療につながることがわかってきました。

さらに、がんにも効果があるのでは？という意見も出てきて、海外ではがん患者さんが「ファスティングはがんに効果がありますか？」と医師にアドバイスを求めることも珍しくないそうです。

では、ファスティングは本当にがんに効果があるのでしょうか？　そもそも、がんは肥満によってリスクが高まることがわかっていますので、ファスティングによるカロリー制限で肥満が改善できれば、がんを抑えられる可能性はあります。

また、血糖値の上昇によって分泌されるインスリンなどがファスティングによって低下すれば、がんの進行を抑えると考えることもできます。

さらにファスティングは、細胞に異常なたんぱく質がたまるのを防ぐオートファジーという機能を活性化させることがわかっています。このオートファジーが抗がん剤などのがん治療をサポートするという実験結果が出ていますが、一方で効果を低下させるという結果もあり、オートファジーの効果については引き続き研究が必要です。

近年、ファスティングとがんの進行や治療の関係についての研究は増えつつあり、動物実験だけでなく、人での臨床試験も実施されていますが、**臨床試験の数が圧倒的に不足しているため、がん患者さんでの効果は現時点では不明といわざるをえません。**

無理に数日間絶食して体調を崩しては本末転倒ですので、実施する際は無理せず慎重にやったほうがいいと思います。

ただし、Ｐ１００で詳しく紹介していますが、遅い時間に夕食を食べるとがんのリスクが高まることがわかっています。特にがん患者さんは血糖値が高い状態が続くとがんを進行させる原因にもなるので、**夜間の絶食時間はできるだけ長く保つようにしましょう。**

食事の誤解 4

がんを急速に進める食べ物がある

巷には、がんを急速に進める食べ物があると唱える医師もいるようですが、そんな危険な食べ物があれば、発がん性物質に分類されているはずです。

現在、国際がん研究機関が「人に対して発がん性がある」と分類した食品は、ベーコンやソーセージ、ハムなどの加工肉だけで、他にはありません。また加工肉も、長期的に食べすぎると大腸がんなどのリスクが高まるとされますが、急速にがんを進行させるというわけではありません。つまり、**がんを急速に進める食べ物はない**といえます。

ただし、砂糖には注意が必要です。糖分が入った甘い飲み物や、糖質の多い偏った食事は一部のがんの発症リスクを高める可能性が指摘されています。甘い物がすべてだめなわけではありませんが、血糖値が急激に上昇する食べ物は控えめにしましょう。

また、チーズやヨーグルトなどの酸性の食品が、がんを進行させるという意見もあるようです。そもそも「酸性食品」とは、多くの医学研究でいうところの「食べたあとに腎臓が処理しないといけない酸の量」が多い食品のことをいいます。一方、処理する酸の量が少なければアルカリ性食品と呼ばれます。

腎臓への酸の負荷の値が高い酸性食品には、魚、肉、チーズなどの乳製品、卵などがあり、数値が低いアルカリ性食品には豆、果物、野菜などがあります。ちなみにチーズなどの乳製品については、魚や肉の方が酸性の数値が高く、酸性化する力がすごく強いとはいえません。

過去の研究によると、健康な人が長年にわたって酸性食品をたくさん食べることによって膵臓がんや乳がんの発症リスクが高くなるという研究結果がある一方、５万人を対象にした大規模な調査では、酸性食品を食べたグループとアルカリ性食品を食べたグループのどちらも死亡リスクが増加したことがわかっています。つまり**酸性食品ばかりとるのもよくないし、逆にアルカリ性の食品ばかりとるのもよくない**ということです。

がん患者さんにとって「何を食べるか」はもちろん重要ですが、特定の食べ物でがんが急に進行することはありませんし、食事でがんが劇的に治ることもないのです。

食事の誤解 5

抗がん剤治療中は生ものを食べちゃダメ

次は、がん患者さんの食事にまつわる誤解です。

抗がん剤の治療中は、副作用によって免疫細胞である白血球が減ってしまうことがあります。免疫細胞は体に侵入してくる細菌などと戦ってくれる存在ですから、数が減ることで感染を防ぎにくくなります。もし免疫細胞が減った状態で感染が重症化してしまうと、全身の細胞や臓器が炎症を起こす敗血症を引き起こします。最悪の場合は命の危険に晒されてしまうことも。

ですから一般的に病院では、抗がん剤治療中の患者さんに刺身などの生ものを禁止することがよくあります。私の患者さんにも、抗がん剤治療中は大好きな生ものを我慢しているという人がいます。

そのほか、感染のリスクを伴う人との接触や、人ごみへの外出、犬や猫、ハムスターなどペットの飼育を制限する場合もあります。その一方で、**こうした制限は患者さんにとって大きなストレスを伴う可能性も。実際、そこまでの制限を行う必要はあるのでしょうか？**

急性骨髄性白血病の小児患者で、抗がん剤治療中である３３９人を対象にした研究では、食べ物や人との接触、ペットの飼育を制限しても、感染症のリスクは低下しなかったという結果が出ています。抗がん剤治療中の白血病患者さんは免疫力が下がりやすく、感染リスクが非常に高いため、それ以外のがん患者さんにもこの研究結果は当てはまると思います。

さらに、抗がん剤治療中の食事制限に関するいろいろな研究を総合的に解析した論文でも、抗がん剤の副作用である感染などを食事制限で減らす効果はないと結論づけています。つまり、**生ものを食べたからといって感染症が増えることはなく、無理に制限する必要はないのです**。

とはいえ、健康な人でも生もので食中毒を起こす可能性はあるので、がん患者さんは特に新鮮なものを食べることが大切になります。野菜やフルーツは、よく水洗いをすることで感染のリスクを減らすことができるはずです。

食事の誤解

6

サプリメントは意味ないから食事のことだけ考えればOK

最後にサプリメントのことを。

特定のサプリだけでがんが治るという科学的根拠は残念ながらありません。しかし、がん治療をサポートするという意味ではいくつかのメリットが。まずサプリは、必要な栄養素を補い、体力の低下や栄養状態の悪化を防いでくれます。さらに免疫力を高めたり、維持したりする作用や、抗がん剤の副作用を緩和する効果、がん治療を高める作用も期待できます。これらを踏まえて**私がおすすめするサプリは左の5つ**です。

ビタミンDは、臨床試験でがん患者さんの生存期間の延長が確認された数少ないサプリの一つ。血液中のビタミンD濃度が低いがん患者さんにとって有効です。

EPAはオメガ3脂肪酸の一つで、血液をサラサラにして心臓や血管の病気を防ぐ体にいい油。がんの再発率や死亡率の低下、炎症マーカーの数値改善などの効果もあり、がん患者さんにとって必須の栄養素です。

また、食事がしっかりと摂れないがん患者さんはビタミンやミネラルが不足している場合も。**マルチビタミン＋ミネラル**のサプリで補えば、代謝や栄養を効率よくエネルギーに変換できるようになります。

メラトニンは、体内時計を調節して自然な眠りを誘う作用がありますが、発がんやがんの進行を食い止めるとも考えられています。特に乳がんや前立腺がんなど、ホルモン依存性のがんに効果的です。

クルクミンは、ウコンに含まれるポリフェノールの一種で、がんを抑える作用があります。ただし脂溶性で吸収率が非常に悪いため、含有量が多いサプリを選ぶこと。

最後に注意点をお伝えします。

サプリメントは食事で不足する栄養素を補うものですから、まずは食事をしっかり食べることが大切です。また、がん患者さんを狙った高額なサプリメントにも注意してください。さらに、身体に合わないと感じた場合はすぐに中止して主治医に相談しましょう。そして、せっかく飲むなら信じて続けることが何より大切です。

おわりに

「がんにならないためには、何を食べたらいいですか？」
「がん患者におすすめの食材ってありますか？」

　残念ながら、多くの医者はこれらの質問に答えてくれません。医者は患者さんの治療や、自分の専門分野の研究で忙しく、がんと食べ物の関係について勉強する余裕がないのです。

　あるいは、食べ物でがんが治ったりするわけがないと考える医者も多く、答えてくれないばかりか、「そんなことを気にする必要はありません」と、小言めいたことを言われる場合もあるでしょう。たしかに、「これを食べれば、がんが消える」といった怪しい情報を流している医者がいるのも事実なのですが、いまは、２人に１人ががんになる時代、多くの人ががんのことを気にしています。

　私も診察時に、「何を食べたらいいですか？」と聞かれることもあります。そういうときに、「わかりません」とか、「気にしなくて大丈夫ですよ」と返事をするのは、医者として無責任なのではと思っています。

私は患者さんに聞かれたときや、自分のブログやユーチューブで食事に関する情報を発信するために、６～７年前からがんと食事の関係を積極的に調べるようになりました。すると、以前にはあまりなかった食事に関する科学的なデータが近年になって急増していることがわかりました。これまでは、食事の研究にお金を出す企業は少なかったのですが、アメリカやヨーロッパを中心に食事が関係していると思われる大腸がんが増えているせいか、食事の研究にも研究費がつくようになっていたのです。これなら役に立つ情報を発信できると考え、これまでに食事とがんに関する動画を１００本以上、ユーチューブで配信しました。

本書は、そういった動画をもとに作られた本です。編集者さんから言われ、せっかくなので、おすすめする食材を使った料理のレシピも料理家さんに考えてもらい、載せることができました。私もいくつか作ってみましたが、簡単でおいしく、これなら続けられるのではないかと思います。

この本が、あなたの健康的な食生活のヒントになれば幸いです。

佐藤典宏

Staff

カバー・本文デザイン　平田毅
料理考案・調理・スタイリング　蓮池陽子、柳井泉
栄養価計算　柳井泉
料理撮影　廣瀬靖士
みそ提供　みそ健康づくり委員会
写真提供　ピクスタ
イラスト　伊藤智代美
DTP　東京カラーフォト・プロセス株式会社
校正　株式会社鷗来堂
編集協力　井上真規子、加藤洋子
編集担当　今井佑

がんにも勝てる長生きスープ

著　者　佐藤典宏
編集人　岡本朋之
発行人　倉次辰男
発行所　株式会社主婦と生活社
〒104-8357　東京都中央区京橋3-5-7
TEL 03-3563-5130（編集部）
TEL 03-3563-5121（販売部）
TEL 03-3563-5125（生産部）
https://www.shufu.co.jp/
製版所　東京カラーフォト・プロセス株式会社
印刷所　大日本印刷株式会社
製本所　株式会社若林製本工場

ISBN 978-4-391-16087-1